百年千年の薬たち

驚きと意外　薬と人の出会いの物語

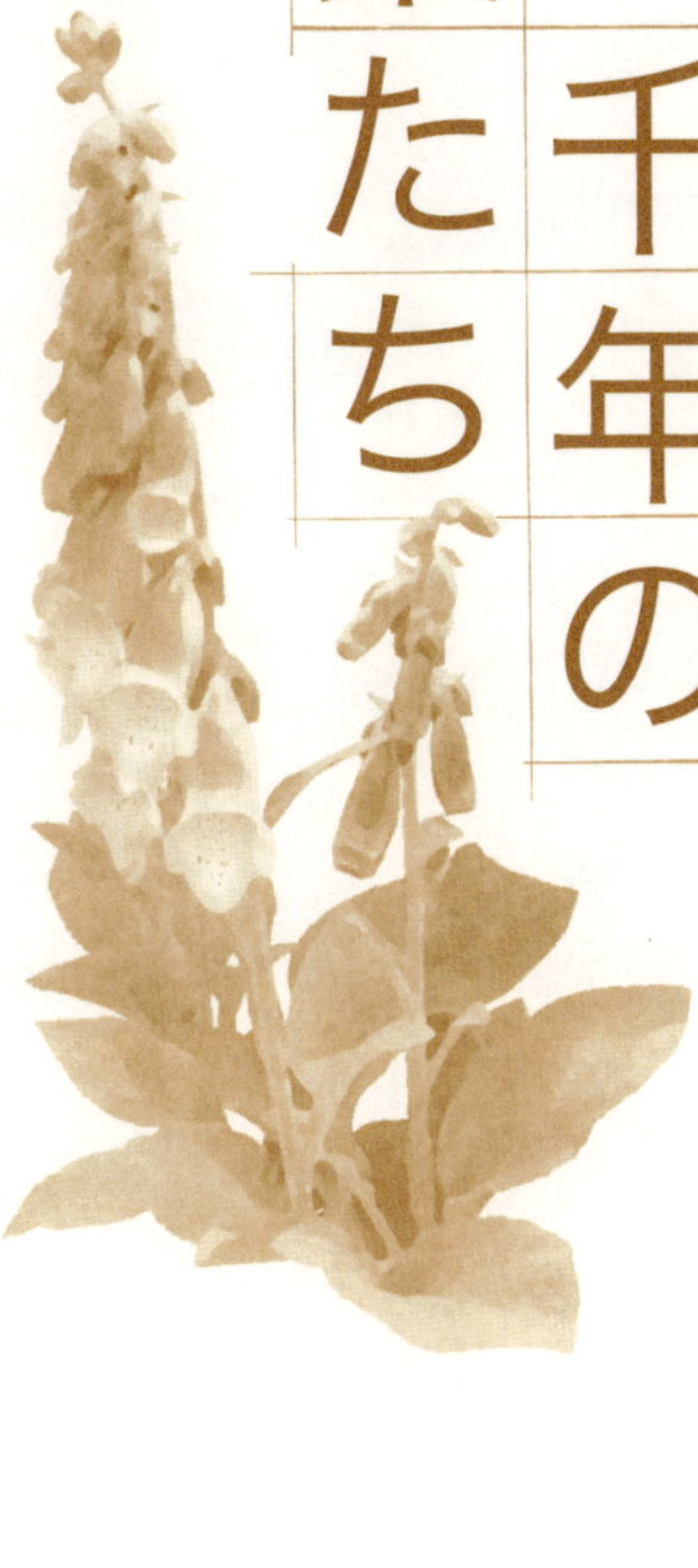

Takahide Nomura
野村隆英

風媒社

はじめに

今私たちの目の前にある薬がどのような経緯で登場したのか、そして、その薬がどのようにして私たちの病気を治すことができるのかについては、私たち自身、意外と知らないものです。多くの方は、薬というものは研究所や大学で目標を決めて開発され、最新の設備の整った製薬会社で生産されるというイメージを持っておられるのではないかと思います。しかし、薬はもともと植物の葉っぱ、根っこ、木の皮、これを「草根木皮（そうこんもくひ）」と言いますが、こういったものの中の成分として含まれていたものが実に多いのです。植物だけではありません。薬のルーツは菌類、動物、鉱物等、自然界の様々な所にあります。たしかに、遺伝子工学に代表される先端技術を用いた新薬開発の進歩はすさまじいのですが、それだけがすべてではないのです。人間が研究室の机上で考え、純粋に化学合成して作り出した薬は実はそれほど多くはありません。

また、薬には当初は人の病気の治療に無関係な目的で化学合成され、後になって薬として応用が始まったというものも数多くあります。さらに、薬の中には明らかな毒、あるいは困ったことを引き起こす原因物質から開発されたものさえ数多くありました。

「毒」から「薬」、「厄介な物質」から「薬」、この逆転劇はいったいどのようにして起こったのでしょうか。薬がどのようにして発掘されたのかについて知ることは大変に楽しいことです。薬の登場の歴史の一コマ、二コマを垣間見るだけでも、人間が如何に自然に謙虚であり、自然から学び、そして先人の業績に敬意を払い、先人から学ぶ、というような姿勢を持ってきたかを知ることができます。

私が薬理学の道に入ってから約三〇年になります。その間私は、学生への講義の準備の過程で知ったことや教室の恩師の先生や同僚から教わったことのうちで、面白いと思うような薬の歴史にまつわる話をノートに書き留めておきました。その内容は、先達等による地道で精力的な調査、研究から得られた貴重な知識から成り立っているものばかりです。最近になって、これを私だけのものにしておくのは、もったいないことだと考えるようになりました。

薬の歴史や発見に関する書物は既に数多く出版されています。しかし、それらは薬を専門にする人を対象にしていたり、医学部、薬学部などの専門課程の学生を対象にするものであったりしており、必ずしも広い読者層を念頭に書かれたものではありません。

私は薬や自然科学に関心を持つ社会人、薬の歴史を学びなおしてみたいと思っている医師、薬剤師、看護師などの医療職の方々、そして、これから自然や科学について学びたいと考えている若者たちを含んだ幅広い人たちに読んでいただけるような薬の歴史の物語をまとめてみたいと強く願い、この本を書きました。

この本では、それぞれの薬の項目の最初の部分に、現在我が国で使用されている当該薬物の商品名と臨床応用を表で示し、薬に親近感を持ってもらえるように配慮してあります。この表をご覧いただければ、薬の商品名もわかることから、自分が過去や現在服用している薬が表にあるかどうかの確認が容易です。また、各項目の最後に〈コラム〉として関連事項を述べたところがあります。気軽にご参照くだされればありがたく思います。

この本を読んでいただき、薬が世に出るに至るまでの「意外と驚きの世界」を楽しんでいただければ筆者として嬉しい限りです。そして、読者の皆さんが、人と自然と薬との繋がりについての理解を深め、人間が持つ「科学する力」の素晴しさを知るのに少しでも役立てればと願う次第です。

目次

I 植物に由来する薬たち

1. アスピリン

柳と遭遇したストーン師、そして親孝行のホフマン

主なアスピリン製剤、サリチル酸製剤

薬剤名		適応症
一般名	商品名	
アスピリン	アスピリン、サリチゾン、バイアスピリン	アスピリン、サリチゾンは関節リウマチ、リウマチ熱、変形性関節症、上気道炎の解熱・鎮痛、歯痛、関節痛、筋肉痛、神経痛、痛風、頭痛、月経痛などに適応がある。バイアスピリンは狭心症、心筋梗塞などに適応がある。
アスピリン・ダイアルミネート配合	バファリン	感冒の解熱・鎮痛、頭痛、歯痛、神経痛、月経痛、関節リウマチ、リウマチ熱、狭心症、心筋梗塞など
サリチル酸ナトリウム	サルソニン	神経痛

サリチル酸ナトリウム・コンドロイチン硫酸エステルナトリウム配合	カシワドール	神経痛、腰痛症
サリチル酸	スピール膏M、サリチル酸ワセリン	鶏眼、胼胝腫、疣

母とアスピリン

私はアスピリンというと、まず母のことを思い出します。母は、私がまだ幼かった頃から関節リウマチを患っていました。膝の関節に水がたまって腫れ、痛みのために膝を曲げて坐ることもできませんでした。また、母はベッドで寝起きしていましたが、朝の起床時には、ベッドから降りて歩き始めるまでにかなり時間がかかりました。足や膝の関節のこわばりや痛みのためにすぐには動き出せなかったのです。母の手や足は年を経るにつれて変形していきました。かわいそうでしたが、幼い私には何もできませんでした。それでも、母は私たち育ち盛りの息子（三人いました）のために、そして仕事をしている父のために、朝早くから夜遅くまで家事をこなしていました。そんな我が家の食卓にはバイエル・アスピリン錠と書かれた大きなガラス瓶が常備薬として置いてあり、母は関節の痛みが強い時にはアスピリンを服用していたのです。

アスピリン、すなわちアセチルサリチル酸は、現在、その種類も花盛りの非ステロイド性抗炎症薬（アスピリンの他にジクロフェナクナトリウム、インドメタシン、フェルビナク、スリンダク、イブプロフェン、ロキソプロフェンナトリウム水和物、ピロキシカム、セレコキシブなどがある）のルーツです。

ストーン師と柳の出会い

セイヨウシロヤナギ（西洋白柳）という木の幹の皮に解熱成分があることを見つけたのはエドモンド・ストーンという牧師さんでした。十八世紀中頃のこと、ストーン師は熱病で困っている患者を救おうとして、解熱作用をもった成分を含む植物を捜し求め、イギリス国内を旅していました。ストーン師のユニークな点は、彼がもっている確固とした信念でした。その信念は古くからの教えに基づいたものであったようです。「神は苦しむ人がいる時には、必ずそのそばに苦しみを治すものを置いておいてくださる」、これが彼の信念でした。

そして一七五七年、ついに彼は「苦しみを治すもの」に遭遇したのです。あるとき、彼は熱病が多発する地方を歩いている時に、その地域にはたくさんのセイヨウシロヤナギがあることに気がつきました。樹皮を噛んでみるとたいそう苦く、その苦味は当時既にマラリアの治療薬あるいは解熱薬として使われていたキナノキ（薬効成分キニーネを含む）の味に似ているのに気づきました。彼は、熱病がセイヨウシロヤナギで治せるのではないかと直感しました。そしてその幹の樹皮を削って煎じ、熱のある人に飲ませてみると、確かに熱が下ることを発見したのです。

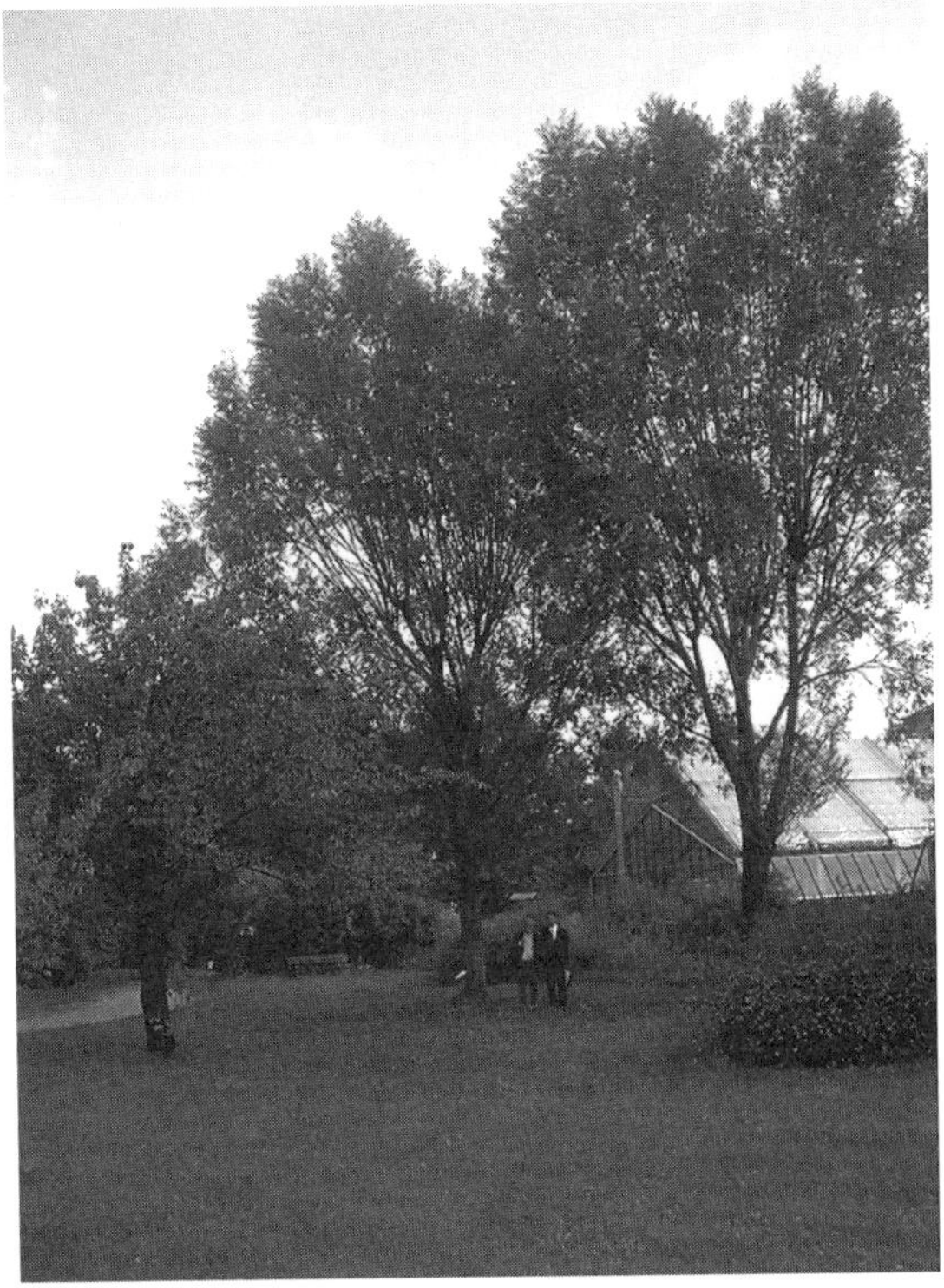

セイヨウシロヤナギ（Salix alba）
背の高い二本の木がセイヨウシロヤナギである。イタリア・ミラノ大学植物園にて撮影。
木の下に立つのは、ミラノ・ビコッカ大学のマルコ・パレンティ教授（左側）と筆者（右側）。

ヨーロッパでは、ストーン師の時代よりずっと以前から、柳は民間療法でもよく用いられてきており、一世紀には、ギリシャでは「体が痛むときには、柳の葉を胡椒と一緒に挽いてワインで飲むと良い」とされていたそうです。ストーン師は改めてこの木に注目したのです。

爪楊枝（つまようじ）の効用

余談ですが、東洋人である私たちと柳との接点、爪楊枝について少し触れておきたいと思います。昔は、爪楊枝は、その名前が表わすように楊（やなぎ）を材料として作られていました。日本には仏教とともに伝わったといわれていますが、確かなことはわかっていません。

爪楊枝には、歯の間に詰まった食べ物のかすをとり除くという役割のほかに、歯痛の予防や治療としての役割があったとされます。爪楊枝の成分が溶け出して、鎮痛効果を発揮したのでしょうか。私には爪楊枝を使う習慣がないので、効果を確認した経験はありませんが、その効用についてはあながち根拠のないことでもないと思います。ちなみに現在の楊枝は柳とは関係がなく、竹や樺（かば）材を材料にするものが多いようです。

柳の樹皮からのサリチル酸の単離

ストーン師が柳の樹皮の解熱作用を発見してから約七〇年後の一八三〇年前後に、ドイツやフランスの化学者によって、相次いで柳の樹皮から解熱物質が単離され、それはサリチンと名付けられました。サリチンという名はセイヨウシロヤナギの学名サリックス・アルバ（Salix alba）に由来しています。サリチンは化学的にはサリチル酸（salicylic acid）に糖とアルコールが結合した構造です。同じ頃、スイスの研究グループはシモツケソウ属のセイヨウナツユキソウ（学名：スピラエア・ウルマリア、Spiraea ulmaria）の葉から、サリチンと同じ物質を単離し、彼らはこれを学名にちなんでスピール酸と名付けました。

一八六〇年になるとドイツのマールブルグ大学のヘルマン・コルベがサリチル酸をフェノールと二酸化炭素から人工合成することに成功しました。これは実に画期的なことで、合成サリチル酸の登場によりサリチル酸の値段は、柳の樹皮のサリチンから作ったサリチル酸のたった十分の一になったのです。

サリチル酸と魚の目

サリチル酸自体は強い酸であり腐食性が強いので、これを内服薬として用いることは不可能でした。サリチル酸には皮膚の角質溶解作用があるので、初めは疣（いぼ）や魚の目（うおのめ）（鶏眼（けいがん）ともいう）や胼胝（たこ）を取り除くための外用薬として使われました。

そもそもヨーロッパではストーン師がセイヨウシロヤナギに注目した十八世紀よりも以前から、柳の樹皮を焼いて作った灰を酢と混ぜて外用薬として用い、皮膚にできた疣や魚の目や胼胝を取ったそうです。サリチル酸のこの用法は現代でも立派に生きています。魚の目は、皮膚の角質層が厚くなってその尖った先を皮膚の中に向かって伸ばすので、神経が刺激を受け痛むのです。足の裏にできると痛くて歩けません。私も子供の頃何度か魚の目に悩まされました。そんな時、サリチル酸入りの膏薬を魚の目の部分に貼ったものです。魚の目がやがてふやけて芯が取れると後に小さな穴が残るのですが、ここに魚の目があったのかと、感慨深く眺めたものです。

ホフマンの親孝行がアスピリンを登場させた

サリチル酸の解熱薬としての臨床応用は、一八七〇年代に内服薬として開発されたサリチル酸のナトリウム塩（サリチル酸ナトリウム）がリウマチ熱（A型溶血性連鎖球菌の感染により起こる疾患であり、発熱、関節痛、心筋炎などを生じ、後遺症に心臓弁膜症を見ることが多い）に使われたことで始まりました。しかし、この薬を内服する場合の問題点は、てきめんに胃を悪くすることでした。サリチル酸ナトリウムを継続して服用することはとても無理であり、そのためにリウマチの治療薬としては定着しませんでした。

ところで、ドイツのバイエルという化学会社は、サリチル酸が副作用のない薬にならないかと、サリチル酸の誘導体の開発に並々ならぬ関心を持っていました。バイエル社は一八五三年にサリチル酸の誘導体の一つとして、酢酸基（アセチル基）を結合させたアセチルサリチル酸

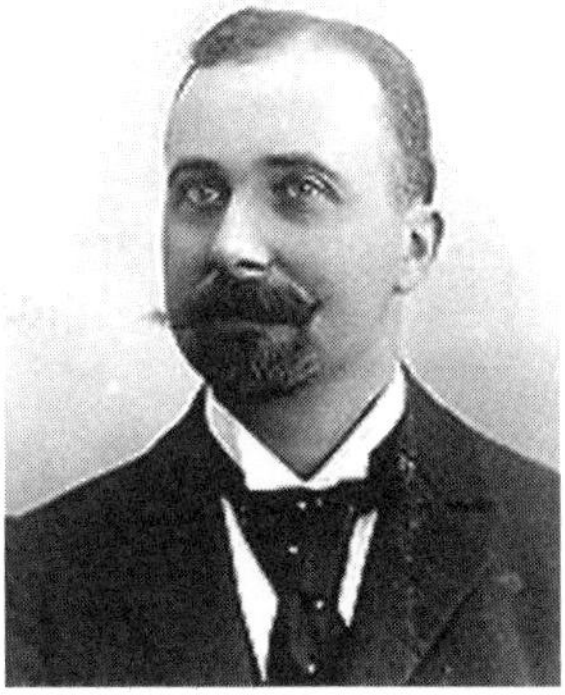

フェリックス・ホフマン
（写真提供：バイエル薬品株式会社）

を合成していましたが、この化合物は何故か日の目を見ることはなくそのまま社内の試薬棚に置かれたままとなっていました。いわゆるお蔵入りです。

アセチルサリチル酸が合成されて約四〇年後の一八九四年、バイエル社にはフェリックス・ホフマンという若い化学者が入社しました。彼の父親にはリウマチの持病があり、医師にサリチル酸ナトリウムを処方してもらっていましたが、必ずと言っていいほど吐き気や胃の痛みが生じるため、服用はしばしば中断せざるを得ませんでした。

父親はホフマンに「胃が荒れない、良い薬を見つけてほしい」と頼みました。ホフマンは父親のために、胃に優しいサリチル酸がないかと必死で探したようです。そして、ある日、社内の棚に眠っていた「アセチルサリチル酸」とラベルに書かれた容器を見つけました。ホフマンはこの薬を家に持って帰り、父親に飲んでもらったのです。アセチルサリチル酸は父親の胃を荒らさずに、よく効くことが確認されたのでした。親孝行のホフマンの嬉しそうな顔が目に浮かびます。ストーン師が柳の樹皮の効能を見つけてから一四〇年経った一八九八年のことでした。

バイエル社は早速一八九九年、アセチルサリチル酸にアスピリンという商品名をつけて売りに出し、またたく間に世界の市場を制覇したのです。アスピリン（aspirin）のア（a）は酢酸基の「アセチル」から、スピル（spir）はセイヨウナツユキソウから見つけられた「スピール酸」からとり、最後に化合物の接尾語としてイン（in）をつけたものでした。現在、アスピリン（aspirin）は商品名でありながら国語辞典や英和辞典に一般名詞として載っています。アスピリンがいかに世界中の人々の日常生活に溶け込んだ薬であるかがわかります。

プロスタグランジンと出会ったアスピリン

アスピリンは解熱鎮痛作用がある薬として全世界で飲まれることになったわけですが、その作用機序はずっと不明なままでした。ところが、ホフマンがアセチルサリチル酸の薬効を発見してから約七〇年経った一九七一年に、英国のジョン・ヴェインらを中心とする研究グループによって劇的な発見がなされました。ヴェインらは、当時、ヒトの組織中で存在が発見されてまだ間もないプロスタグランジンという物質の生成をアスピリンが抑えることを発見したのです。

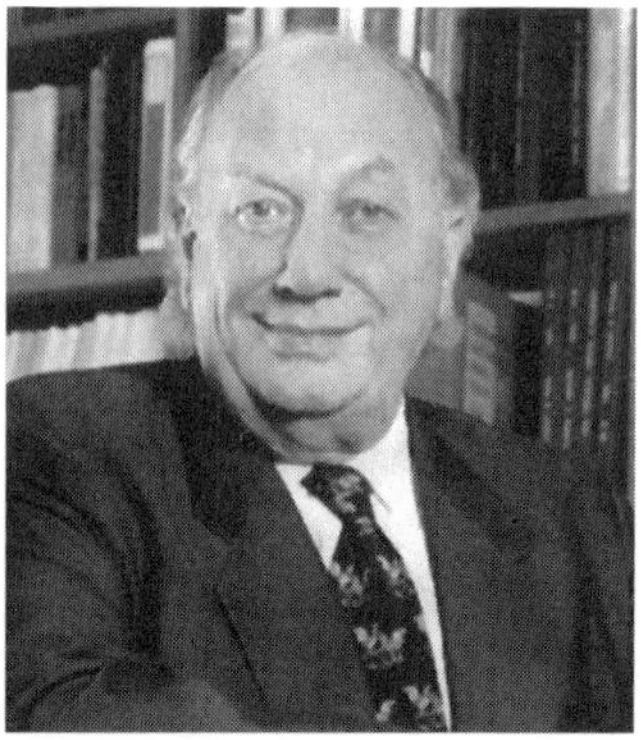
ジョン・ヴェイン
（写真提供：バイエル薬品株式会社）

プロスタグランジンの研究は、一九三〇年にクルズロックとリーブというアメリカの産科医が、ヒトの精液に子宮の筋肉を収縮させる作用があることを見つけたことに始まります。一九三五年にスウェーデンのフォン・オイラーは、この子宮を収縮させる物質が前立腺（prostate gland プロステート・グランド）で作られることを明らかにし、プロスタグランジンと命名しました。

その後の研究によって、プロスタグランジンは前立腺だけでなく実に様々な組織でたくさんの種類が産生されていることがわかりました。一九六〇年代を中心に、スウェーデンのサムエルソンやベルグストレームらにより、プロスタグランジンE_1、プロスタグランジン$F_1\alpha$、トロンボキサンA_2、プロスタグランジンI_2、ロイコトリエンなどプロスタグランジンの仲間や関連化合物が次々と発見され、これらの化学構造と合成経路が明らかになっていったのです。

アスピリンの解熱鎮痛作用のメカニズム

プロスタグランジンは私たちの体の細胞膜にあるアラキドン酸という脂肪酸を原料にして合成されます。細胞膜にはリン脂質が大量に含まれますが、アラキドン酸はこのリン脂質に結合した状態で存在しています。まず、ホスホリパーゼA_2という酵素が働いてリン脂質からアラキドン酸が切り出され、次にアラキドン酸にシクロオキシゲナーゼという酵素が働いてプロスタグランジンが合成されるのです。図1に代表的なプロスタグランジンとその働きを示しました。

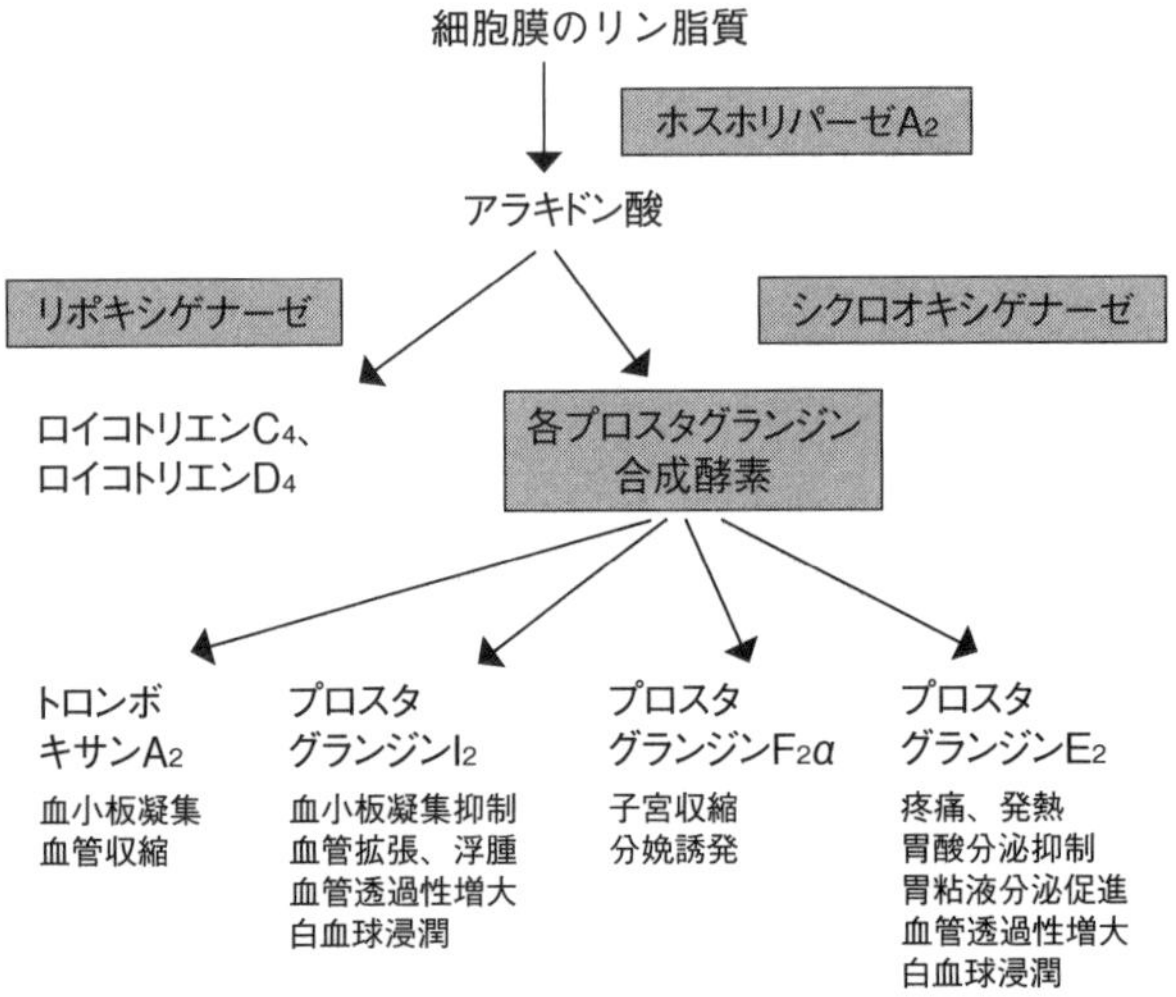

図1　代表的プロスタグランジン、ロイコトリエンの合成経路と作用

プロスタグランジンにはたくさんの種類があり、それぞれが色々な作用を発揮しますが、大きな特徴としては、炎症時の痛みや発熱、腫れ、発赤に関係するということです。

プロスタグランジンとは別にロイコトリエンという物質もアラキドン酸から合成されますが、アラキドン酸をロイコトリエン合成に向かわせる酵素はリポキシゲナーゼです（図1）。

ロイコトリエンの特徴は気管支平滑筋を強力に収縮させる働きがあるということです。気管支が収縮し、気道が狭窄して呼吸が苦しくなる気管支喘息の発症にはロイコトリエンが関わっています。

ヴェインらは、アスピリンがシクロオキシゲナーゼを阻害することによってプロスタグランジンを作れなくし、発熱や痛み、組織の腫れや発赤を抑える薬効、いわゆる抗炎症作用を発揮することを発見したのです。

ちなみに、副腎皮質ホルモン（糖質コルチコイド）の抗炎症作用はリン脂質からアラキドン酸を切り出すホスホリパーゼA_2を阻害して発揮されることもわかりました。この場合は、プロスタグランジンだけでなく、ロイコトリエンも作れなくなります。副腎皮質ホルモンは炎症と気管支収縮を同時に抑えますので喘息の治療に優れた効果を発揮します。

アスピリンは生体でのプロスタグランジンの役割を見事に浮かび上がらせました。アスピリンの解熱鎮痛作用のメカニズムがプロスタグランジンによって説明されたのです。この発見により、一挙に、アスピリンは古典的な薬という位置付けから、時代の最先端を行く薬として大舞台に躍り出たのです。そして、これ以降、アスピリンと同じ作用を発揮する非ステロイド性抗炎症薬がアスピリンの化学構造を土台にして数多く開発されることになりました。

プロスタグランジンとアスピリンに関する一連の研究成果の結果、ベルグストレーム、サムエルソン、ヴェインには一九八二年にノーベル賞が授与されています。

もう一つのアスピリンの臨床応用

一九八一年、私が名大病院（名古屋大学医学部附属病院）の内科にいた頃のことです。当時私は内科学専攻の大学院生でしたが、二年間の米国留学を終えて帰国したばかりでした。ある日の夜十時頃私が帰宅すると、母が「尿が赤くなっている」と私に言います。私は早速、母の尿をガラス瓶に入れて病棟に戻り、尿を遠心機にかけて沈殿物を顕微鏡で見てみました。赤血球がたくさん沈んでいました。

翌日、私は友人である泌尿器科医の同級生に母を見てもらいました。入院して色々検査してもらいましたが腎臓や膀胱、尿管には異常が見つかりません。二週間くらい様子を見てもらったでしょうか。その間も血尿はずっと続いていました。

最終的には、友人が尿管カテーテルを使って腎盂（じんう）、これは腎臓と尿管の接続部なのですが、そこに血液凝固を促進する成分を投与してくれたところ、すっと血尿が止まりました。「原因はわからんけど、血尿は止まったぞ」と、友人は言いました。

当時、私には、アスピリンが出血を起こしやすくする薬であるという知識がなかったのでしょう。母がアスピリンを服用していることを泌尿器科医の友人に伝えたという記憶もありません。今となってはその血尿の真の原因はわかりませんが、私にアスピリンと出血の関係についての知識があったら母を心配させなくても良かったかな、と残念に思っています。

アスピリンは血小板を凝集させるトロンボキサンA_2（図1）の生成を止めてしまいます。ですからアスピリンには血液を固まりにくくする抗血栓作用があるのです。解熱鎮痛の目的でアスピリンを服用している人にとっては、アスピリンが血液を固まりにくくすることは「出血」という副作用につながり危険です。しかし、心筋梗塞や脳血栓など血管内に血液の塊ができている人にはアスピリンの抗血栓作用は好ましい作用ということになります。

アスピリンの抗血栓作用は一九六〇～七〇年代に関心が集まり研究が進みました。米国では一九八四年にアスピリンは心筋梗塞の治療薬として承認されました。そして、我が国でも二〇〇〇年に狭心症や心筋梗塞などの治療薬として承認されました。

アスピリンの鎮痛作用には成人の場合一日一～四グラムほどが必要ですが、抗血栓作用にはその十分の一程度しか要りません。少量のアスピリンを服用して、血小板のトロンボキサンA_2の合成だけを阻害してやり、治療効果を引き出すのです。

アスピリンはストーン師やホフマンが予想しなかった抗血栓薬としても用いられるようになりました。さらに最近の研究では大腸ポリープや大腸癌の病態にもシクロオキシゲナーゼ経路の過剰が関わっていることがわかってきており、将来これらの病気の治療薬として非ステロイド性抗炎症薬が有望かもしれません。

これからも非ステロイド性抗炎症薬は更に強力な薬効を持った薬、副作用がない薬を目指して開発が進んでいくに違いありません。でも、その開発の原点は、ストーン師やホフマンと同じで、病に苦しむ人々への無限の同情、そして愛情であることに変わりがないことは確かです。

ミラノの柳

昨年（二〇一三年）、イタリア・ミラノの大学で会議があった際に、ミラノ市内のミラノ大学附属植物園を訪ねセイヨウシロヤナギ（Salix alba）を見る機会がありました。会議に先立って、ミラノ・ビコッカ大学医学部の薬理学教授、マルコ・パレンティ先生にSalix albaを是非見学したいと頼んでおいたのです。植物園の柳は日本で多く見られるシダレヤナギとは異なり、枝は垂れておらず、背丈が二〇メートル程もある大木でした（13頁写真）。セイヨウシロヤナギは湿地を好んで自生すると本で読んで知っていましたが、実際、この植物園では柳の木は小さな水路や池のほとりに植えてありました。

植物園を案内してくださったミラノ大学のマリオ・ベレッタ博士に、樹皮が苦い味がするかどうか試したいとお願いしたところ、樹皮の一部を剥がしてくださいました。パレンティ先生と私は一緒に樹皮のかけらをかじってみました。ストーン師が記載したような強い苦味は感じられませんでしたが、長年の念願が叶ったひと時でした。

2. モルヒネ

夢の神が教えた脳内モルヒネ様物質

主な麻薬性鎮痛薬

薬剤名：一般名	薬剤名：商品名
モルヒネ塩酸塩水和物	モルヒネ塩酸塩、アンペック、オプソ、パシーフ、プレペノン
モルヒネ硫酸塩水和物	カディアン、MSコンチン、MSツワイスロン、ピーガード
オキシコドン塩酸塩水和物	オキシコンチン、オキノーム、オキファスト
コデインリン酸塩水和物	コデインリン酸塩
フェンタニルクエン酸塩	フェンタニル、フェントス
フェンタニル	デュロテップ、ワンデュロ

ペチジン塩酸塩	オピスタン、ペチロルファン
メサドン塩酸塩	メサペイン
アヘン	アヘン、アヘンチンキ

古代シュメール人も知っていたアヘンの鎮痛効果

人類は昔からケシ（芥子）を栽培してアヘン（阿片）を採取し鎮痛薬として用いてきました。紀元前四〇〇〇年頃には既にメソポタミアに住むシュメール人にアヘンの鎮痛作用や幸福感、陶酔作用が知られていたといいます。人類は現代に至るまで六〇〇〇年以上にも亘（わた）ってアヘンの鎮痛作用や静穏作用を利用してきたわけですが、その大部分の時代においては、何故アヘンが痛みに効くのかがわかっていたわけではなく、もっぱら経験的に用いてきました。現代の私たちは、モルヒネがアヘンの主成分であることを知っています。そして、モルヒネは最高の鎮痛薬であり、癌による強い痛みを和らげる最後の切り札です。

モルヒネが何故人に鎮痛作用を生じるのだろうか？という疑問の解決に向けて二〇世紀後半に世界中で研究がなされ、ついに画期的な発見がなされました。アヘンからどうやってモルヒネが見つかったのか、そしてモルヒネの鎮痛作用のメカニズムの解明の過程でモルヒネがどのような役割を果したのかについてお話したいと思います。

ケシの花、ケシ坊主、そしてアヘン

そもそも人類が昔から薬として利用してきたのは自然界の植物や動物、鉱物そのもの、あるいはそれらを簡単に調合したものでした。現代のように、薬を化学的に合成するわけではありませんので、当然、昔の時代の薬には有効な成分と不純物が混然一体となって含まれていました。アヘンもそういった薬でした。

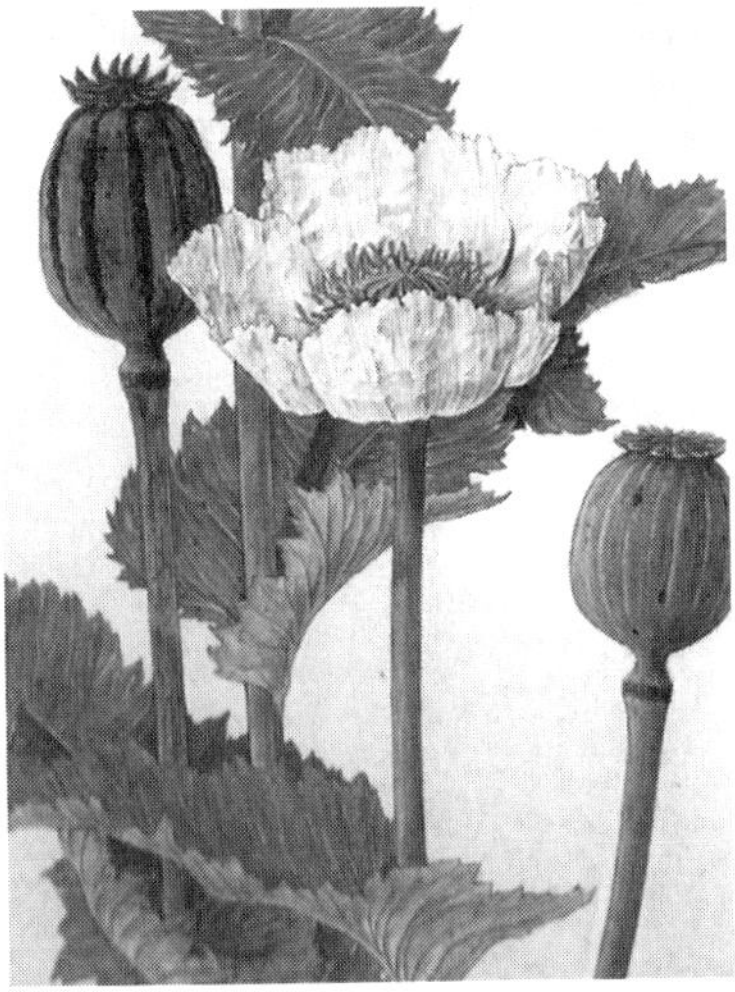

ケシの花とケシ坊主
ケシの花びら（図中央）が落ちた後に残る子房部分（図の左右）がケシ坊主である。（石橋長英、小川鼎三、木村康一、酒井シズ（監修）：『薬と人間』より）

アヘンはケシの花びらが落ちた後に残る未熟な子房の部分、「ケシ坊主」と呼ばれる部分にナイフで切り傷をつけ、そこからしみ出てくる乳汁様の白い液体を集めて乾燥したものをいいます。不思議なことにこの乳汁様分泌物は、花びらが落ちた後の、果実が未熟な数日間だけ浸出して来ます。採集したアヘンは空気にさらされると褐色の

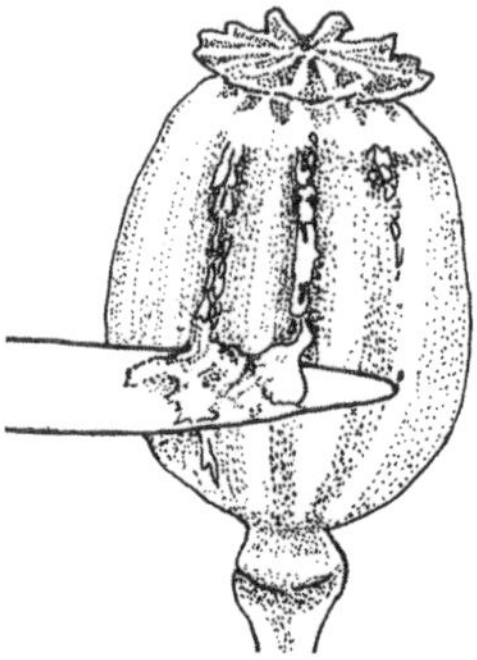

アヘンの採取
ケシ坊主にナイフで切り傷を入れ、そこからしみ出てくる乳汁様分泌物を集める。（田所作太郎：『薬物と行動』より）

粘り気がある樹脂のようになります。

日本ではアヘンケシの栽培は「あへん法」という法律で厳しく管理されています。ですからアヘンケシそのものを見たことがある人は滅多にいないでしょう。参考になると思いますので、群馬大学医学部の故・田所作太郎教授のアヘンケシの栽培についての描写を著書『薬物と行動』から引用させていただきましょう。

「けしつぶのように小さいとよくいうが、文字通りこまかい種を初冬にまいた。冬のからっ風にすくんでいた苗も、春の訪れとともにすくすくと成長し、淡い緑の葉が繁り、初夏には約一・五メートルにも達し、長い花茎の尖には直径十～十二センチメートルの夢見るような美しい花をつけた。白い花が多かったが紅や紫のものもあった。花弁は四枚である。つぼみは疑問符のようなかっこうをしており、咲きはじめにはちりめんのような花弁が太陽にあやしく光った。」

ゼルチュルナーによるアヘンからのモルヒネの単離

世界で始めてモルヒネをアヘンから単離したのはドイツのパデルボルンという街の薬局で助

手として働いていたゼルチュルナーで、一八〇三年のことでした。彼は、普段から不思議に思っていることがありました。それは、薬局で扱うアヘンの鎮痛効果が一定ではなく、製品ごとにばらつきがあることでした。「何故だろう」と考えるうちに、彼の頭にある考えが浮かび上がりました。「アヘンの中には鎮痛作用を持つ物質が含まれているのだが、含まれている鎮痛物質の量が製品ごとに違うのではないだろうか?」。彼は、アヘンの中に含まれている「鎮痛物質」を取り出してみたいと思いました。

そう決心すると、早速彼はアヘンからの鎮痛物質の抽出に取り掛かりました。いろいろな溶媒を使って試しているうちに、アヘンの酸性抽出溶液にアンモニア水を加えると結晶の沈殿物ができることに気づきました。結晶ができたということは、化学物質が純粋な形で固体になったことを意味します。彼はこの結晶を使って「実験」を行い、これが鎮痛物質であると確信します。

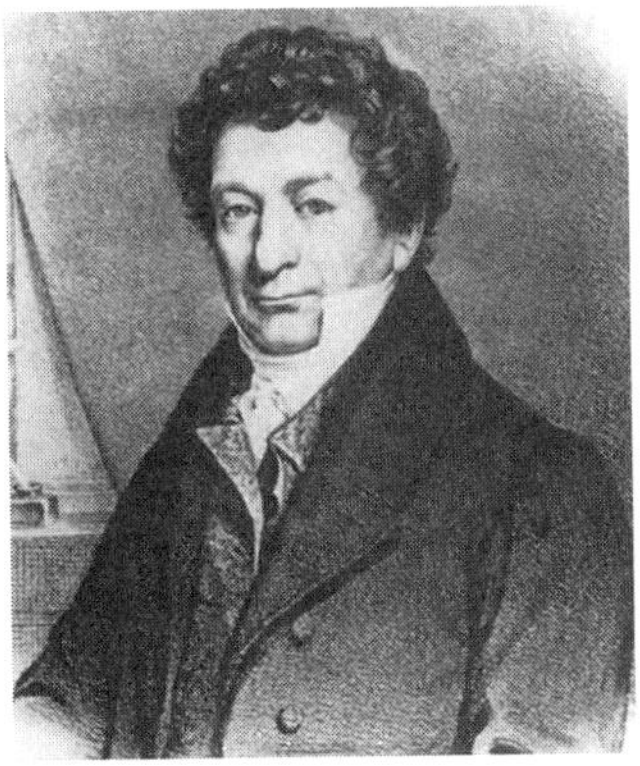

ゼルチュルナー

ゼルチュルナーはまず手始めに、地下室のネズミや近所の野良犬にこの結晶を混ぜた餌を食べさせました。そして、動物が結晶入りの餌を食べたあと眠ってしまったり、死んでしまうことを観察しました。次に、ゼルチュルナーは結晶の効果を自分自身で試し、さらに友人三人に依頼して効果を試しました。彼らはそれぞれ三〇ミリグラムの結晶をアルコールと一緒に四十五分の間に三回飲んでみました。すると激しい嘔吐、強い胃の痛み、夢うつつ状態、失神などが経験されました。意識が回復した後も朦朧状態が続き、まどろんだような状態が続きました。

彼らは、いきなりモルヒネの中毒作用を経験してしまったのです。よくもまあ、命に別状がなかったものです。ゼルチュルナーは勇気があるというべきか、無謀というべきか、どちらなのでしょう？　ゼルチュルナーはこの結晶に、ギリシャ神話に出てくる夢の神モルフェウスに因んで「モルヒネ」という名前を付けました。

ゼルチュルナーの偉大さの理由

ゼルチュルナーは薬学部や医学部の学生が必ず勉強する偉大な先人の一人です。ゼルチュルナーの時代以前は、「薬」とは、植物や動物などを乾燥させたり、煎じたり、簡単に処理したものを指していました。ゼルチュルナーは世界で初めてアヘンの中に隠れて存在していた鎮痛物質を純粋な化学物質モルヒネとして手にしたのです。

モルヒネをはじめ、植物界や動物界に存在する薬効成分は多くのものが窒素原子を含んだアルカリ性の性質を持っており、「アルカロイド」という呼び名で呼ばれます。ゼルチュルナーが初めてモルヒネを単離して以来、研究者によって続々と生薬からアルカロイドが単離されました。例えばコーヒーの実からカフェイン、麻黄からエフェドリン、キナの樹皮からキニーネ、タバコの葉からニコチンが単離されたのです。ちなみに、アヘンの中にはモルヒネ以外にもコデインやノスカピンなど二十種類以上のアルカロイドが含まれていることもわかりました。

一般的に、生薬に含まれる有効成分の量は一定ではありません。アヘンに含まれるモルヒネの量は、ケシの品種あるいはケシが栽培された年の気候や地方によって違っています。これが、ゼルチュルナーが疑問に思ったアヘンの鎮痛作用のばらつきの理由です。

モルヒネが単離されてからは、モルヒネそのものを重量で計り取り、処方できるようになりました。したがってモルヒネの鎮痛効果や副作用がモルヒネの処方量に比例して、ばらつきなく出現することになったわけです。

脳内モルヒネ様物質の発見

モルヒネは、二〇世紀後半になって、脳による痛みの制御の解明に画期的な役割を果しました。

最初の大きな発見は一九七二年から一九七三年にかけて、アメリカやスウェーデンの研究グループによってなされました。モルヒネが脳内の受容体に結合して鎮痛作用を引き起こすことが証明されたのです。

そもそも受容体は、私たちの体内で合成分泌されるホルモンや神経伝達物質などの生体内活性物質を特異的に認識して結合し、生体内活性物質の作用発現を仲介する蛋白分子です。外来の植物成分であるモルヒネに対してわざわざ私たちの体が受容体を備えているわけがありません。モルヒネが結合する受容体が証明されたということは、私たちの脳内にモルヒネと同じ鎮痛作用を発揮する何らかの物質が存在していることを意味しているのです。

「脳内でモルヒネが結合する受容体はモルヒネのためにあるのではなく、我々の脳内で作られている未知の鎮痛物質（モルヒネ様物質）が結合するためにある」という仮説の証明に多くの研究者がしのぎを削って挑みかかりました。そして、一九七五年にアバディーン大学薬理学のコスターリッツ教授と教室の講師のジョン・ヒュージとによって脳内で作られるモルヒネ様物質としてエンケファリンが発見されたのです。彼らは何頭ものブタの脳を集めてエンケファリンを抽出、精製し、エンケファリンがモルヒネと同じ受容体に結合して鎮痛作用を発揮する「内因性の脳内鎮痛物質」であることを初めて証明したのです。動物の脳が自らモルヒネ様の鎮痛物質を作っているという知見は多くの研究者や人々を驚かせました。エンケファリンやモルヒネが結合する受容体は、アヘン（opium オピウム）にちなんでオピオイド受容体と呼ばれるようになりました。

鍵はチロシン

エンケファリンの発見に引き続いて、エンドルフィン、ダイノルフィンなど複数の種類の脳内モルヒネ様物質が見つかりました。構造を調べてみますといずれもアミノ酸が鎖状に繋がった分子、すなわちペプチド（比較的少ない数のアミノ酸分子でできている化合物）でした。たとえばエンケファリンの構造はアミノ酸が五個繋がったペプチドです（図2）。一方モルヒネの構造はペ

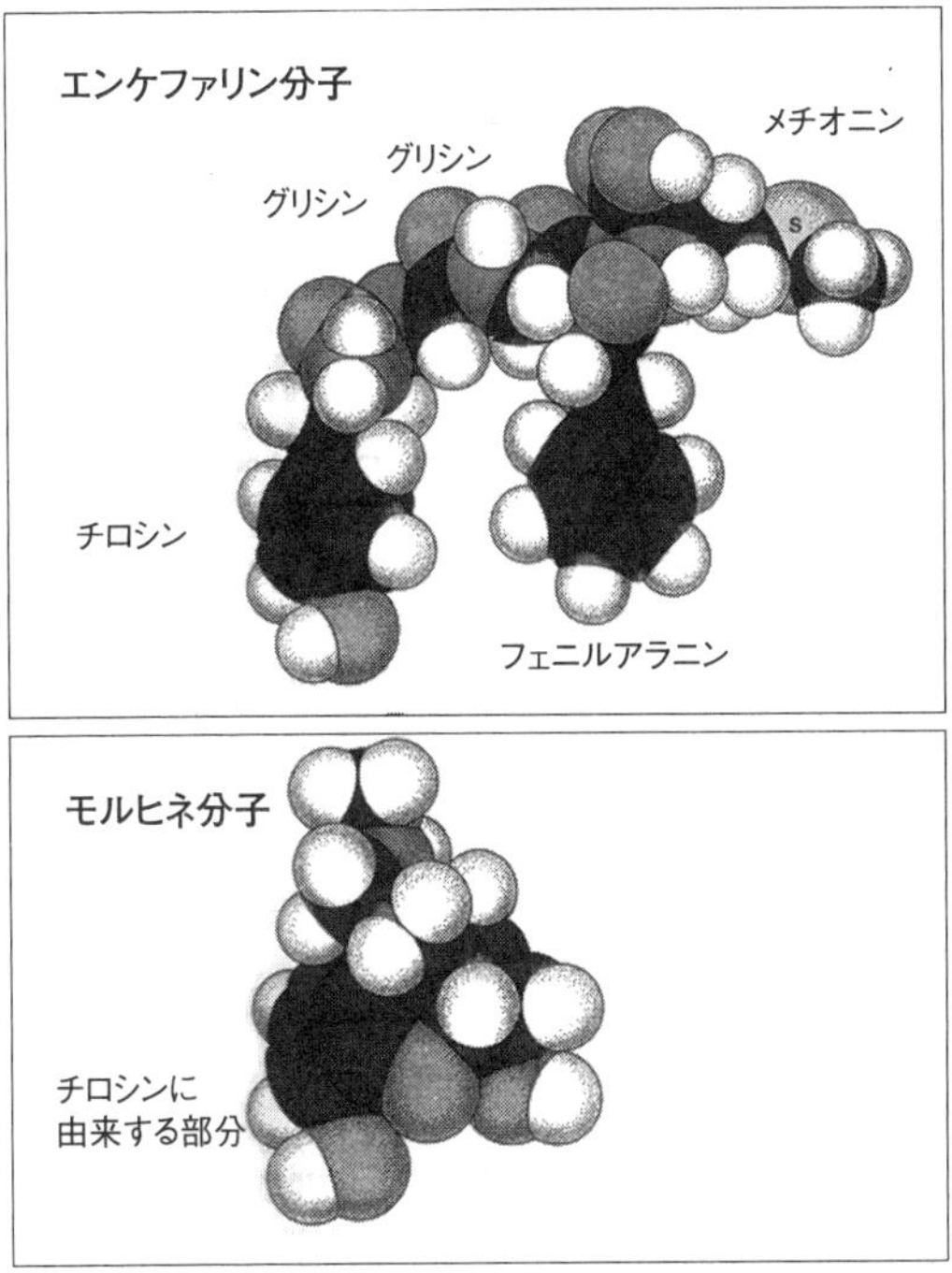

図2　モルヒネとエンケファリンの分子構造
エンケファリン分子の末端にはチロシン分子があり、モルヒネにもチロシンに由来する部分がある。（S.H.スナイダーの文献より改変）

プチドではありません。何故モルヒネと脳内モルヒネ様物質は異なった構造にもかかわらず同じ受容体に結合できるのでしょうか？

脳内モルヒネ様物質のアミノ酸組成には共通してチロシンというアミノ酸が一番端にあります。一方、ケシで作られるモルヒネはペプチドではありませんが、その生合成経路はチロシンを原材料にしてスタートします。モルヒネの分子構造にもチロシン構造が保たれている部分があるのです（図2）。

受容体に結合する物質と受容体との関係は「鍵と鍵穴」の関係にあたります。受容体を鍵穴としますと、モルヒネもエンケファリンもその鍵穴にうまく入らなくては鍵は開きません。オピオイド受容体はモルヒネや脳内モルヒネ様物質のチロシン部分を認識して「鍵を開ける」のです。

内因性鎮痛物質の役割

エンケファリンやエンドルフィンといった脳内モルヒネ様物質は私たちの体の中で具体的にどんな役割を果しているのでしょうか？　これについては、実はまだあまりわかっていません。中国の針麻酔の鎮痛作用には内因性のエンドルフィンが関わっているとか、ランニングハイ（ジョギングなどで走っている間に心地がよくなり、高揚した気分になること）はエンドルフィンの分泌により生じるとかいわれることがあります。エンケファリンやエンドルフィンなど内因性鎮痛物質の医療の領域での活用・応用についてはこれから大きな展開があるかもしれない楽しみな領域です。

ペンタゾシン体験記

モルヒネは麻薬であり、使用法によっては鎮痛作用だけでなく依存性を生じることがあります。依存性には精神依存と身体依存の二種類がありますがモルヒネはこの両方を生じる可能性があります。

精神依存は薬物に心理的に依存した状態になることをいい、薬物の使用を自分の意思でコントロールできなくなってしまいます。薬を摂取しないと落ち着かない、不安である、仕事が手につかないなどの状態になります。

一方、身体依存は薬物を中断すると退薬症状といって嘔吐、発熱、興奮、鳥肌、ふるえ、けいれんなどの病的な身体変化が出ることをいいます。

オピオイド受容体にはいくつかの種類があることがわかっており、代表的なものがμ（ミュー）受容体とκ（カッパ）受容体です。μ受容体は鎮痛作用だけでなく依存性にも関係し、κ受容体は鎮痛作用に関わることがわかっています。モルヒネは主としてμ受容体とκ受容体の両方に結合して作用します。

依存性に関係するμ受容体には作用せず、κ受容体にのみ作用して鎮痛作用を発揮する薬ができないものか、このような考えから人工的に合成されたのがペンタゾシンという薬です。ペンタゾシンは非麻薬性鎮痛薬として用いることができるので臨床で使いやすい薬になっています。とはいっても、ペンタゾシンは「麻薬および向精神薬取締法」という法律によって厳しくその保管や使用が管理されていますので細心の注意を払って取り扱わなければならない薬です。

私は四〇歳代の頃、右側の尿管が直径一センチメートルほどの結石で詰まり、尿が膀胱に流れなくなってしまったことがありました。友人に泌尿器科の専門医がいましたので診察を受けたところ、彼は「大きな石があるから、衝撃波で割ってあげよう」といって私を大きな衝撃波粉砕装置の前に連れて行きました。石が詰まっている場所に焦点を合わせて二方向から衝撃波を当ててそのエネルギーで石を割るのです。毎秒一回くらいの頻度で衝撃波がピシュッ、ピシュッと打たれました。衝撃波が当たると、これが結構痛いのです。思わず顔をしかめると、友人はペンタゾシンを注射してくれました。そして、オーディオからバッハの曲を流してくれました。おかげで衝撃波が当たっても痛みはそれ程感じなくなったのです。ちなみに、石は無事見事に割れ、かけらは全て尿と一緒に出てきました。

3. カフェイン

羊飼いは見ていた、カフェインの力を

主なカフェイン製剤、キサンチン製剤

薬剤名		適応症
一般名	商品名	
カフェイン水和物	カフェイン	眠気、倦怠感、片頭痛、高血圧性頭痛など
安息香酸ナトリウムカフェイン	アンナカ	眠気、倦怠感、血管拡張性・脊椎穿刺後頭痛
テオフィリン	テオドール、テオロング、スロービッド、テオドリップ、アプネカット	気管支喘息、喘息性気管支炎、慢性気管支炎、肺気腫
アミノフィリン	ネオフィリン、アプニション	気管支喘息、喘息性気管支炎、閉塞性肺疾患における呼吸困難など

ジプロフィリン	ジプロフィリン	気管支喘息、喘息性気管支炎
プロキシフィリン	モノフィリン	気管支喘息、喘息性気管支炎

「コーヒー・ルンバ」

アルパ奏者ウーゴ・ブランコの世界的なヒット曲をリメークした「コーヒー・ルンバ」を昭和三六、七年頃に西田佐知子が歌い大ヒットさせました。私は当時小学校六年生か中学一年生。明るく、情熱的でどこか哀愁漂うメロディーが街にあふれていたのを思い出します。

♪

昔アラブの偉いお坊さんが
恋を忘れたあわれな男に
しびれるような
香りいっぱいの
琥珀色した
飲みものを教えてあげました

やがて心うきうき
とっても不思議このムード
たちまち男は
若い娘に恋をした

コンガ　マラカス
楽しいルンバのリズム
南の国の情熱のアロマ
それは素敵な飲みもの
コーヒーモカマタリ
みんな陽気に飲んで踊ろう
愛のコーヒー・ルンバ

（日本語訳詞：中沢清二）

歌詞によれば、コーヒーという飲みものは、飲むと陽気になり、踊りだし、恋をしてしまうもののようです。たしかに、コーヒーは眠気を払い、元気を回復させ、疲れを癒し、気持ちをリラックスさせる素晴しい飲みものです。実はコーヒーで踊り出したのは人間が最初ではないようです。グッドマン・ギルマンの薬理学書（原書のタイトル：〝The Pharmacological Basis of Therapeutics〟）第四版の「キサンチン誘導体」の項目の中に、カフェインの効果が発見された経緯が次のように紹介されています。

「中世のアラブの国でのこと。ある寺院の僧侶はいつもの徹夜のお祈りのことで頭を悩ませていた。祈りの最中にやってくる強い眠気をなんとかできないものか、うまく防ぐ方法がないものかと考えていたのであった。そんな時に、僧侶は知り合いの羊飼いから面白い話を聞いた。羊飼いが言うには、ある夜、羊飼いの山羊がいつもの様子と違って、興奮してぴょんぴょん飛び回ったり、互いにじゃれあったりして、眠りにつかないことがあったというのだ。羊飼いは僧侶に、「そういえば、その日、山羊たちが藪の中で赤く熟した実を食べていたようだ」と付け加えた。そこで、僧侶と羊飼いはこの赤い実を採ってきて飲みものをつくり飲んでみた。僧侶は確かに眠気がなくなることを知り、この飲みものを夜の礼拝の眠気覚ましとして使い始めた。この赤い実はコーヒーの実であり、この実の中にカフェインが含まれていたのである。」

コーヒーやお茶に含まれるキサンチン誘導体

コーヒーの木は、もとはエチオピアに自生していたもので、この木がアラブに持ち込まれた

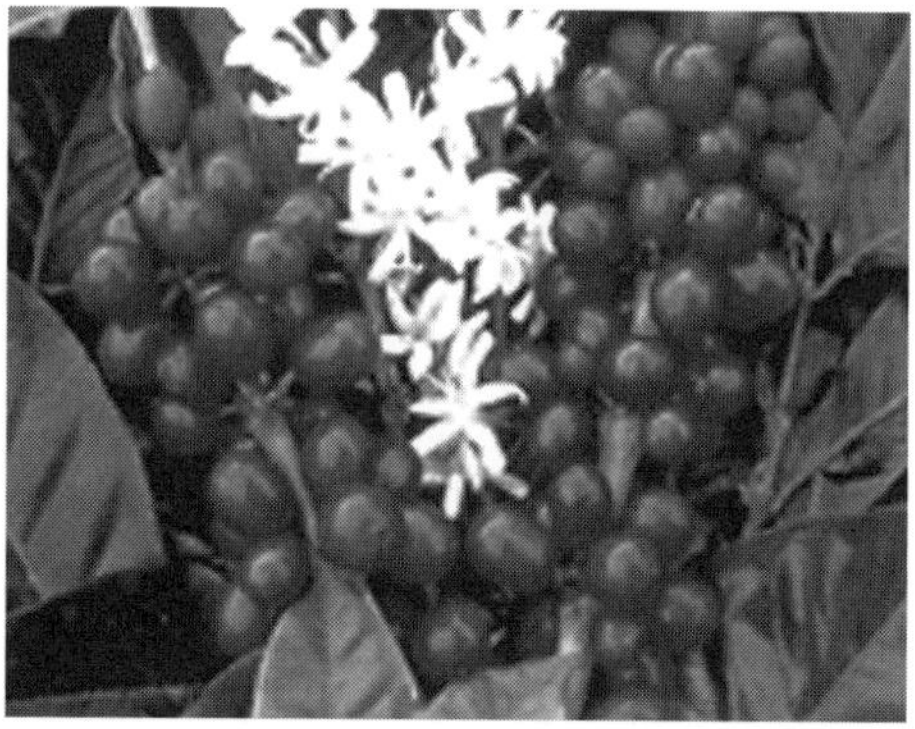

コーヒー（アラビカ種）の花と実
熟した実はまっ赤になる。実の中にある種子がコーヒー豆になる。（写真提供：UCC上島珈琲株式会社）

といいます。現在私たちが知るキリマンジャロ、ブルーマウンテン、モカ、ブラジル、コロンビアなど有名なコーヒーはすべてエチオピア原産のアラビカ種のコーヒー豆から作られています。

コーヒーが世界に広まり、多くの人が愛飲する理由は、コーヒーの芳香はもちろんでしょうが、もう一つはその成分であるカフェインの中枢神経興奮作用にあることは間違いないと思われます。

眠気覚まし、あるいは気分爽快を味わうための飲みものとしては、コーヒーの他に茶の木の葉から作る緑茶や紅茶、そしてカカオの木の実から作るココアなどがあります。茶にはカフェインとテオフィリンが、ココアにはカフェインとテオブロミンが多く含まれますが、カフェイン、テオフィリン、テオブロミンは化学構造がよく似ており（図3）、これらはキサンチン誘導体と呼ばれ、程度の差はありますが、中枢神経興奮作用、心臓刺激作用、利尿作用、気管支拡張作用など共通した作用を持っているのです。

人は、地域は変わっても、カフェインやその仲間の化合物を含んだ飲み物を嗜好してきたの

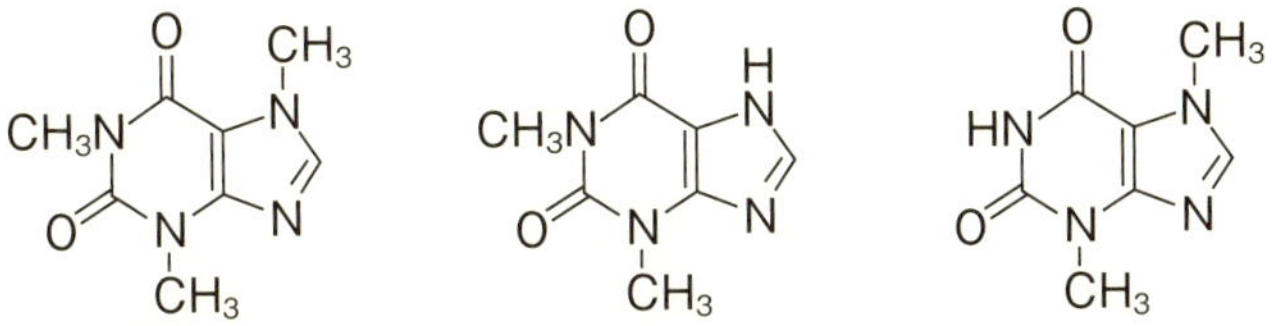

カフェイン　テオフィリン　テオブロミン

図3　キサンチン誘導体

です。これはとても不思議なことに思えます。アラビアの僧侶がコーヒーを眠気防止に用いたのと同じように、日本や中国でも、お茶は宗教と関係が強く、禅の修業中の集中力を保つために飲まれました。

また、カフェインやテオフィリンには気管支拡張作用もあるので、これら飲みものは気管支喘息の治療薬としても使われました。現在では気管支拡張作用が強いテオフィリンは喘息の治療薬として使われます。

解熱鎮痛薬に何故カフェインが？

近年、カフェインの意外な使われ方が多くなってきています。カフェインは私たちの身の回りの常備薬に配合されていることが多いのです。この場合、薬物の名前からはカフェインが入っているかどうかまではわかりませんので、薬の箱の中にある使用説明書あるいは薬の箱の裏側に記されている成分表で確認しないとわかりません。

たとえば、私の手元にある市販の解熱鎮痛薬を見てみますと、成人が一回に服用する量の中に解熱鎮痛薬成分一五〇ミリグラムととも

用法・用量　次の量を食後なるべく30分以内に水又はぬるま湯で服用してください。

年　令	15才以上	11〜14才	5〜10才	5才未満
1回量	3錠	2錠	1錠	服用しないこと
服用回数	1日3回			

成分　3錠中

のどの痛み・発熱などに
せき・たんに
くしゃみ・鼻みず・鼻づまりに

アセトアミノフェン	300mg
ブロムヘキシン塩酸塩	4mg
ジヒドロコデインリン酸塩	8mg
ノスカピン	16mg
dl-メチルエフェドリン塩酸塩	20mg
リゾチーム塩酸塩	30mg(力価)
マレイン酸カルビノキサミン	2.5mg
無水カフェイン	25mg
ビスイブチアミン(ビタミンB_1誘導体)	8mg
リボフラビン(ビタミンB_2)	4mg

添加物：セルロース、無水ケイ酸、ヒドロキシプロピルセルロース、硬化油、ステアリン酸Mg、香料、バニリン、安息香酸ベンジル、デキストリン、乳糖

ある総合感冒薬の外箱に記載された成分表
このかぜ薬では１回量（15才以上で3錠）中にカフェイン25mgが含まれる。

にカフェイン八〇ミリグラムが入っています。このカフェイン量は、ドリップコーヒーなら八〇〜一一〇ミリリットル、煎茶で二五〇〜六〇〇ミリリットルに含まれるカフェイン量に相当します。解熱鎮痛薬には副作用として眠気を生じるものが多いのでカフェインが補ってあると考えられます。

総合感冒薬を見てみますと、ここにもカフェインが入っています。総合感冒薬には鼻水などを止めるために抗ヒスタミン剤が入れてあることが多く、この抗ヒスタミン剤による眠気を抑えるためにやはりカフェインが使われるのです。

また、滋養強壮・肉体疲労時に飲む栄養ドリンク剤を見てみますと、ドリンク一本（一〇〇ミリリットル）にカフェインが五〇ミリグラム入っています。この場合にはカフェインに疲労感を減らす効用があることが期待されているのです。

各種の薬にカフェインが入れてあることに対しては識者からのシビアな意見もあります。製

薬会社は家庭常備薬にカフェインを入れておくことによって、その常備薬を繰り返して飲みたくなるようにしてあるというのですが、はたして真偽の程はどうなのでしょう？　ただ、カフェインにはコーヒーやお茶などの場合のように、習慣性を形成する働きがあることはわかっています。

ソフトドリンクにもカフェインが入っている

コーヒーやお茶と違って、ソフトドリンクにカフェインを含む場合があることには気付かないことが多いものです。

私たちが購入するソフトドリンクが果してカフェイン入りのものかどうか、カフェイン入りならばどれだけの量のカフェインが入っているのか、について知るには、ボトルに情報が明記されている必要があります。私は以前、カフェイン入りと思われるソフトドリンクのボトルにカフェインについてどのように表示されているのかを調べてみたことがあります。その結果、ボトルの表示についてはおよそ四つのパターンがあることが解りました。

一つは、含まれるカフェインの量がはっきりと明記されているもの、一つは原材料名としてカフェインが明示されてはいるが含量については記載されていないもの、一つはカフェインについて全明らかに入っていると思われる飲みもの（緑茶やコーヒーなど）なのにカフェインについて全く記載されていないもの、そして一つはカフェイン入りの同種の飲みものが数多くある中でカフェインゼロ（カフェインが入っていないこと）を強調しているもの、です。

適度の量のカフェインには集中力を高めたり、疲労を回復させたりする効果があることはわかっていますが、一方、過剰な量のカフェインには心臓の不整脈や全身けいれん、精神の興奮や不安、不眠を起こすといった副作用があることもわかっています。常備薬やソフトドリンクを摂取するときには、一呼吸置いて、薬の箱やボトル容器、あるいは添付文書などに目を通す習慣をつけたいものです。知らず知らずに飲んでしまっているカフェインは要注意です。特に子供のソフトドリンクによるカフェインの摂取には親も一層の注意を払いたいものです。

4. コリンエステラーゼ阻害薬

治療薬への道、化学兵器への道

主なコリンエステラーゼ阻害薬

薬剤名（一般名）	薬剤名（商品名）	適応症
ネオスチグミン	ワゴスチグミン	重症筋無力症、術後・分娩後の腸管麻痺、排尿困難など
ジスチグミン臭化物	ウブレチド	重症筋無力症、排尿困難
アンベノニウム塩化物	マイテラーゼ	重症筋無力症
ピリドスチグミン臭化物	メスチノン	重症筋無力症
エドロホニウム塩化物	アンチレクス	重症筋無力症の診断

ドネペジル塩酸塩	アリセプト	アルツハイマー型認知症における認知症症状の進行抑制
ガランタミン臭化水素酸塩	レミニール	アルツハイマー型認知症における認知症症状の進行抑制
リバスチグミン	イクセロン、リバスタッチ	アルツハイマー型認知症における認知症症状の進行抑制

カラバル豆登場

コリンエステラーゼ阻害薬という言葉は聞き慣れないと思う方がほとんどでしょう。腹部の手術後や産後などに、消化管や膀胱の運動が回復せず、便秘になったり、排尿が難儀なことがあります。このような時に、コリンエステラーゼ阻害薬は腸や膀胱の動きを刺激してお通じや排尿の機能を改善させるのに役立ちます。また、重症筋無力症やアルツハイマー病にも使われることがある薬です。

十九世紀の中ごろ、アフリカのナイジェリア方面に赴任していたイギリスの軍医が奇妙な光景を目撃しました。それは、ある地方の部族が行っていた裁判のことです。この裁判では、被告が有罪か無罪かを決するためにある毒液が使われていました。例えば夫婦間の不貞を調べる

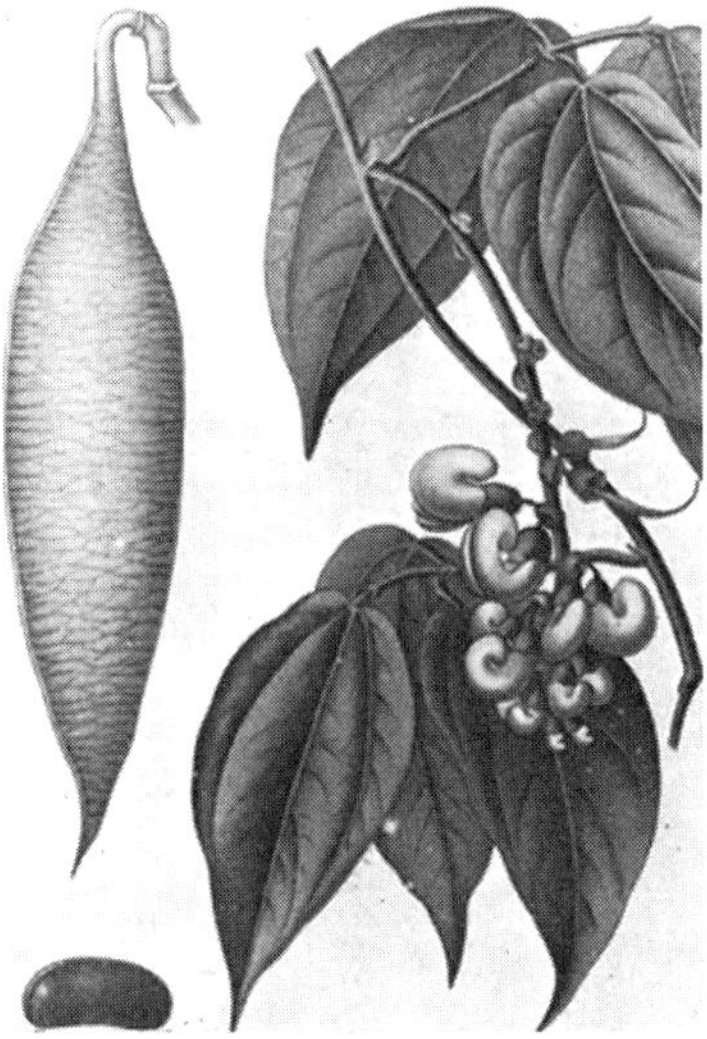

カラバル豆
図の莢の下に描かれているのが豆（ノーマン・テイラー著、難波恒雄、難波洋子訳注、『世界を変えた薬用植物』より改変）。

裁判では、被告、つまり不貞が疑われた夫か妻がその毒液を飲んだ後、生き残れば無罪、死ねば有罪という判決が出たというのです。

軍医はこの飲みものがカラバル豆という名前の豆で作られていることを知り、豆を本国のイギリスに送りました。カラバル豆はナイジェリアのカラバル地方に自生する高さが一〇メートル程にもなる蔓性のマメ科植物です。まるで「ジャックと豆の木」に出てくるような大きな植物です。この植物に長さ一〇～一八センチメートルほどの莢に入った豆つぶが実るのです。

イギリスでは一八六四年にカラバル豆の主成分が抽出され、フィゾスチグミンと名づけられました。フィゾスチグミンはヨーロッパでは一八七七年にまず緑内障の治療薬として使われています。

有機リン化合物登場

カラバル豆からフィゾスチグミンが単離されるよりも一〇年前の一八五四年に人工合成された有機リン化合物という物質があります。有機リン化合物は、炭化水素の化学骨格にリン原子が結合しているのでこのような名前が付いています。

一九三〇年頃、ドイツのある企業で農薬開発に従事していたシュラーダーという研究者は有機リン化合物の人体への影響について書かれた一篇の論文に注目しました。その論文では有機リン化合物の蒸気を吸入すると息苦しくなり、かすみ目になることが記されていたのです。当時、シュラーダーはジャガイモの寄生虫を駆除する殺虫剤の開発に取り組んでおり、論文を読んだ彼は有機リン化合物がこの目的に沿った農薬にならないかと考えました。シュラーダーの研究グループは二〇〇〇を越える有機リン化合物を作りました。その中の一つがパラチオンという農薬で、この薬は日本では一九七一年にその毒性のために使用が禁止になるまで使われ、有名な農薬となりました。

さて、ドイツでは第一次世界大戦から第二次世界大戦にかけて化学兵器の開発に精力が注がれていました。そこでナチスは人体に強い毒性を持つ有機リン化合物が化学兵器になりうることを期待して、農薬開発の対象であった有機リン化合物を軍事転用するよう命じました。そんな時代の中で、シュラーダーらも昆虫ではなく人を殺せる化学兵器の研究へと軸足を移さざるをえなかったようです。

その結果、一九三〇年代後半から四〇年代前半にかけてドイツでタブン、サリン、ソマンといった有機リン化合物が化学兵器として次々と開発されたのです。これらの有機リン化合物はドイツで一万トンを超えて生産されたといいます。ちなみに、サリンの毒性はびらん性毒ガスのイペリット（「14. マスタード類」参照）の約一五倍です。ドイツが中心になって始まった化学兵器の研究ですが、間もなくアメリカやイギリスなどの連合国側でも新たな有機リン化合物を探索する研究・開発が始まりました。

フィゾスチグミンと有機リン化合物の共通の作用点

さて、カラバル豆から見つかったフィゾスチグミンは治療薬として用いられ、一方、化学合成された有機リン化合物は化学兵器または農薬として使われる、ということで両者は遠く隔たった化合物に思えますが、神経系において共通の作用点を持っています。

神経のうち運動神経、副交感神経、それに特定の部位の中枢神経では神経終末からアセチルコリンが神経伝達物質として放出されます。放出されたアセチルコリンはアセチルコリン受容体に結合して刺激を伝達するのですが、伝達の仕事を終えたアセチルコリンは受容体のすぐ隣にあるアセチルコリンエステラーゼにより分解されます。この流れを骨格筋に来ている運動神経を例にして図4に示しました。コリンエステラーゼ阻害薬によってアセチルコリンエステラーゼが阻害されれば、アセチルコリンは分解されなくなり、シナプス間隙でのアセチルコリン濃度は高まるのでアセチルコリンの作用は増強されるのです。

さて、フィゾスチグミンと有機リン化合物ではアセチルコリンエステラーゼを阻害する仕方が大きく違います。フィゾスチグミンはアセチルコリンエステラーゼにゆるやかに、「可逆的」に結合して、比較的短時間、酵素作用を阻害するのですが、有機リン化合物は非常に固く「非可逆的」にアセチルコリンエステラーゼに結合し、酵素の阻害作用が永久的と言っても良いほど、非常に長時間続きます。

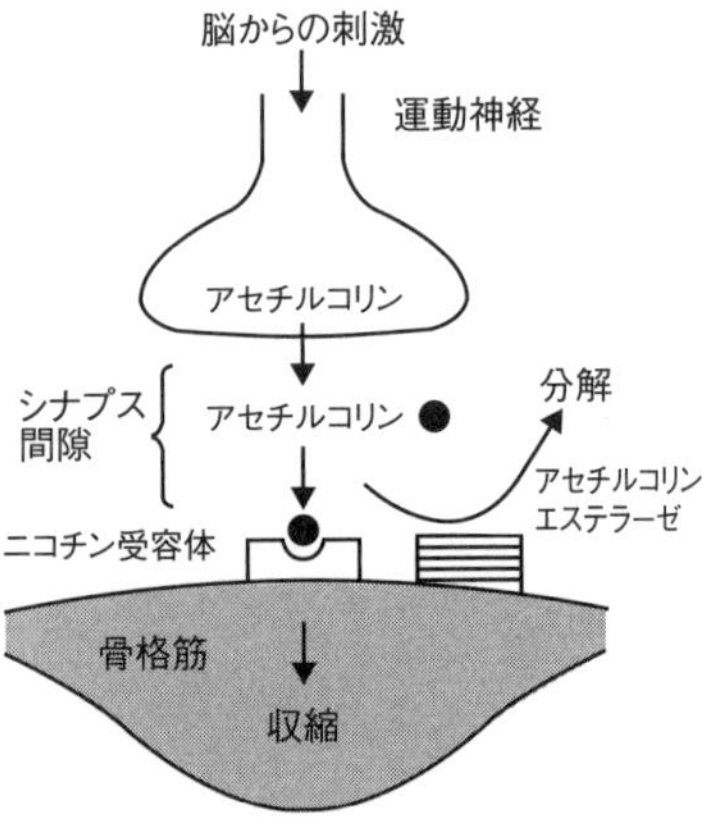

図4　アセチルコリンによる骨格筋収縮とその終了のしくみ
運動神経から放出されたアセチルコリンが骨格筋のアセチルコリン受容体（ニコチン受容体）に結合すると骨格筋が収縮する。アセチルコリンエステラーゼはアセチルコリンを分解し、骨格筋の収縮を終了させる。

適度な時間アセチルコリン濃度を上昇させ、比較的温和な作用を持つ可逆的なコリンエステラーゼ阻害薬が治療薬として応用されるのに比し、強力な酵素阻害作用によってアセチルコリン濃度を制御不能なまでに高めてしまう有機リン化合物は医療用には不適当で、殺虫剤や化学兵器として用いられるのです。

人や動物にとって有機リン化合物の注意すべき点はもう一つあります。有機リン化合物は皮膚や粘膜の透過性が大変に良く、容易に体内に吸収され、また吸収された後は脳を含めた全身の臓器に極めてよく広がっていきます。農薬あるいは化学兵器として散布された有機リン化合物に暴露されると、昆虫であれ、人であれ、全ての動物は有機リン化合物の体内への侵入を免れないのです。

コリンエステラーゼ阻害薬（可逆的）の臨床応用

重症筋無力症といって、骨格筋に力が入りにくくなり、疲労しやすくなる病気があります。この患者さんは、眠くなくても瞼が下がってしまうことがあります。瞼を開ける時に働く筋肉がうまく収縮できないからです。また、食事の時にお箸を持ったりお茶碗を持ったりする腕や手の筋肉にも力が入りにくくなります。

先ほど説明しましたように、瞼や足や手などの骨格筋に脳からの指令が運動神経を伝わって到着すると、運動神経の終末部からアセチルコリンが放出され、骨格筋のアセチルコリン受容体（ニコチン受容体）に結合し、骨格筋の収縮が起こり力が出ます（図４）。

ところが、重症筋無力症の患者さんでは、原因は不明ですが、自分の骨格筋のアセチルコリ

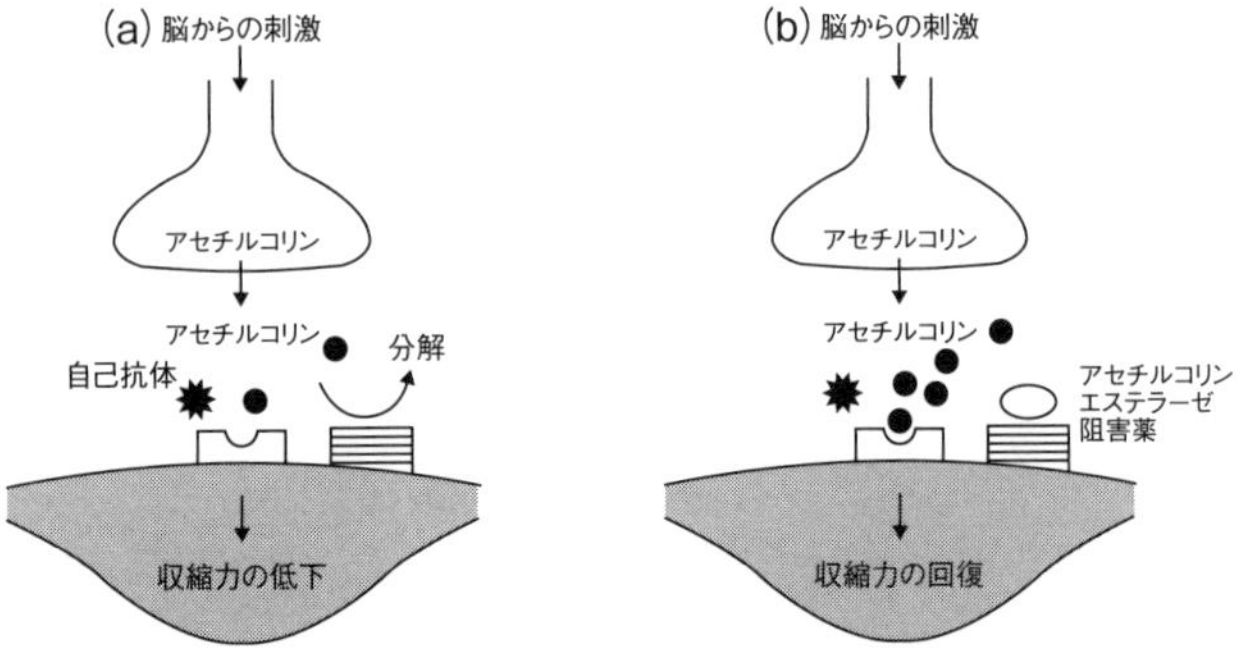

図5　重症筋無力症患者の筋力低下とコリンエステラーゼ阻害薬による筋力回復
(a) 重症筋無力症の患者はニコチン受容体に対する自己抗体を保有する。自己抗体はアセチルコリンがニコチン受容体に結合するのを妨害する。この結果、骨格筋の収縮力が弱まる。
(b) コリンエステラーゼ阻害薬によってアセチルコリンの分解が阻害されると、シナプス間隙のアセチルコリン濃度は上昇する。その結果、アセチルコリンはニコチン受容体に結合しやすくなるので、骨格筋の収縮力が回復する。

ン受容体に対して自己抗体（自己に対する免疫応答の結果できる異常な抗体）ができ、この自己抗体がアセチルコリン受容体に結合するので、運動神経から放出されたアセチルコリンの結合が妨害されてしまい、運動神経の作用が出にくくなっています（図５ａ）。

この患者さんにコリンエステラーゼ阻害薬を投与しておきますと、運動神経から放出されたアセチルコリンは分解されにくくなりますので、シナプス間隙でのアセチルコリン濃度が高くなり、アセチルコリンが受容体を刺激する力が増し、自己抗体の妨害に打ち勝って骨格筋に力が入るようになるのです（図５ｂ）。

コリンエステラーゼ阻害薬は重症筋無力症以外にも臨床応用されます。開腹手術やお産のあとに、消化管の動きや、膀胱の動きが鈍くなって、便秘や排尿困難が起こることがあります。これは、開腹手術やお産が刺激となって、消化管や膀胱の動きを調節する副交感神経の機能が低下してしまったためです。このような時にも、コリンエステラーゼ阻害薬を投与すれば、アセチルコリンを伝達物質としている副交感神経の作用が回復することになるので、排便や排尿の機能が改善します。

コリンエステラーゼ阻害薬の新しい臨床応用として現在注目されているのが認知症への応用です。ドネペジルという薬は特異的に脳内のアセチルコリンの分解を阻止して中枢でのアセチルコリン神経系を活性化させます。ドネペジルをアルツハイマー病の早期に用いると、記憶力低下などの認知症の症状を改善したり、進行を抑制することができるので、臨床でよく用いられています。

ちなみにこのドネペジルを開発したのは日本のエーザイ製薬であり、開発の中心を担ったのが杉本八郎博士（現京都大学客員教授、同志社大学教授）でした。ドネペジルはまず米国で一九九六年に市販が承認され、日本では一九九九年になって承認されました。

カラバル豆の不思議

さて、話を戻して、カラバル豆の毒液を飲んで死ねば有罪、死なねば無罪とはどういうことなのでしょう。友人の神経内科が専門の病院院長に尋ねてみました。彼の説明によれば次のように考えればいいのではないかとのことでした。

まず、被告が自分の無罪に自信がある場合。被告は心に疚しいところはないので、差し出された飲みものをゴクゴクッと一気に飲むのではないか。毒液中のフィゾスチグミンが急速に吸収され始め、血中濃度も急速に高まるので、ただちに吐き気が起こり、胃の中に残っている毒液を全部嘔吐してしまうため、結果的に大部分の毒成分は吸収されずに体外に出てしまうのであろう、という説明でした。

ちなみに、嘔吐をする時には、胃を収縮させる副交感神経の働きと、横隔膜や腹筋などを収縮させる運動神経の働きが重要です。フィゾスチグミンによりこれらの神経ではアセチルコリンが急激に高まり嘔吐の反応に結びつくのです。

次は、被告が罪を犯している場合です。この時は、被告はびくびくしながら飲むことになります。時間をかけて少しずつ飲むことになるので、フィゾスチグミンの血中濃度が急速に高まることはなく、吐き気も起こらず、結果的に徐々にカラバル豆液中の毒成分が吸収されていき、致死量の毒成分が吸収されてしまうことになるのであろう、とのことでした。

私はこの説明はかなり説得力があると思います。同様な説明はジョン・マンによっても『殺人・呪術・医薬』という著書の中でなされています。ただ、彼は、裁判官が毒液量をあらかじめ秘かに按配しておくことによって結果を左右することもあったであろうと述べています。

サリン事件で思ったこと

一九九四年六月二七日の松本サリン事件、一九九五年三月二〇日の東京での地下鉄サリン事件は無差別テロ事件であり、私たちを震撼させた出来事でした。地下鉄サリン事件の年、私の息子は中学三年生で、修学旅行は東京が予定されていました。中学校では生徒や保護者に対して説明会が開かれ、出席した家内の話によれば、「東京はサリン事件が起こったばかりで危険である、修学旅行は絶対中止したほうが良い」とか、「それほど心配する必要はないだろう。行かせてやりたい」とか皆さん侃々諤々の意見だったそうです。結局息子たちは先生方のご苦労もあり、無事東京での修学旅行に行くことができました。

私が当時「これはちょっと問題だなー」と思ったことがあります。日本の社会全体が、「サリンは毒だ」という意識のみがあまりに強くて、サリンとは何か、について理解することがないまま言わば思考停止状態になってしまったことです。

サリンが何故毒なのか、その毒作用はどのようにして起こるのか、ほとんどの人たちはそれを知らないまま、考えないまま、ただ「サリン」「サリン」と言って騒いでいるように感じられました。学校も、またマスコミや政府も、何故サリンが毒なのかを国民にわかりやすく説明しようとはしませんでした。

私は家族にサリンに関連して三つのことを話しました。まず一つ目は、サリンは戦争で使われる化学兵器の一つであるけれど、サリンと同じ働き、あるいはよく似た働きを持つ薬の中には、農業や園芸で農薬として使われているものがあること。また、患者さんの病気を治療する薬もあることです。

そして、二つ目は、サリンや農薬はアセチルコリンという神経伝達物質の働きを混乱させて人や昆虫を殺すけれど、医療用の薬物はアセチルコリンの働きを助けて神経を支え、病気の治療に役立つこと、つまり生き物を殺すか、生かすかの差は紙一重であること。

最後の三つ目は、外科のお医者さんがメスを持って患者さんの手術をすれば医療行為であるが、刃物を持って人を傷つければ犯罪行為である。メスも刃物も鉄でできていることは同じである。薬も同様で、同じ化学物質でも使い方が悪ければ人を殺す兵器、毒になるし、使い方が良ければ人の幸福に貢献する薬になるのだと説明したのです。

5. ツボクラリン

竹筒の中の秘薬

主なツボクラリン様筋弛緩薬

薬剤名		適応症
一般名	商品名	
パンクロニウム臭化物	ミオブロック	麻酔時・気管内挿管時の筋弛緩
ベクロニウム臭化物	マスキュラックス	麻酔時・気管内挿管時の筋弛緩
ロクロニウム臭化物	エスラックス	麻酔時・気管内挿管時の筋弛緩

南米のジャングルとクラーレ

開腹手術をする時、お腹の筋肉が固いと手術操作に難儀が起こります。メスでお腹を切りにくくなったり、腹圧が高まって腸管がお腹から外に出てきてしまったりするためです。

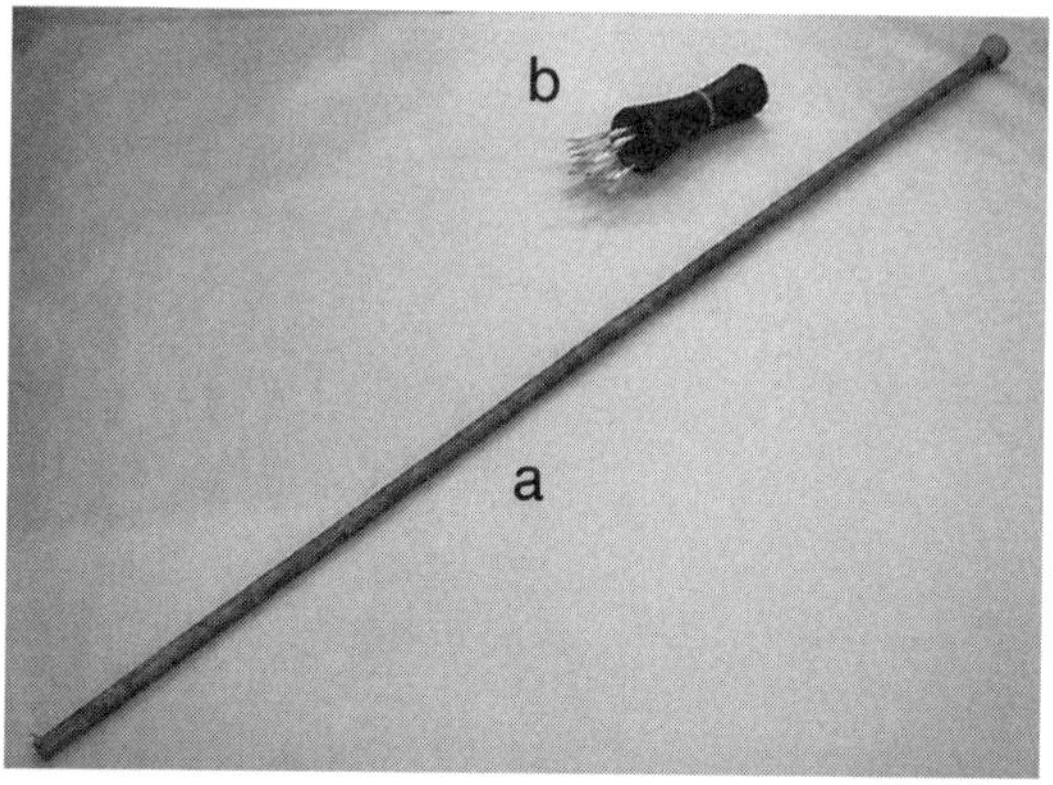

先住民（ブラジル、マク族）が用いていた吹き矢用吹き筒(a)と吹き矢を収めた矢筒(b)
吹き筒の長さは245cm、重さは1.31kg。吹き口は写真の右上部分。狩猟者が吹き口から強く息をはき出して、吹き筒の先端からクラーレが塗られた吹き矢を勢い良く放つ。（国立民族学博物館所蔵）

今日、筋弛緩薬は外科手術にはなくてはならぬ薬ですが、最初に用いられた薬がツボクラリンでした。このツボクラリンが筋弛緩薬として登場した歴史とその不思議な作用についてお話ししましょう。

南アメリカのアマゾン川やオリノコ川の流域に広がる熱帯雨林地域（ブラジル、ベネズエラ、コロンビア、ペルーなど）で生活して来た先住民（インディオ）たちは、昔から猟をする時に矢毒を使ってきました。この矢毒は現地の言葉で「クラーレ」と呼ばれました。矢毒を矢尻に塗っておき、獲物めがけて吹き矢で矢を放つのです。木の上の動物に矢が命中すればやがて動物は動けなくなってドスンと地上に落ちてきます。先住民らはこのようにして、獲物を捕まえて、それを食用にしたのです。

秘伝の調合法

クラーレをどのように作るかは各部族の秘伝で、祈祷師のような役割を持った人が代々その製法を引き継いで来たといいます。つまり、「クラーレ」と呼ばれてはいても、その原料、製法や成分は部族間で異なるし、同じ部族内で作るクラーレでも季節や製作する人間によって違っていました。学生向けの薬理学の教科書にはクラーレの原料として、ジャングルで三〇メートルの高さに伸びる蔓（つる）性植物、コンドデンドロン・トメントスム（Chondodendron tomentosum）の名前が書かれていますが、矢毒の中には実際にはコンドデンドロンの他にもたくさんの種類の植物や動物の成分などが配合されました。

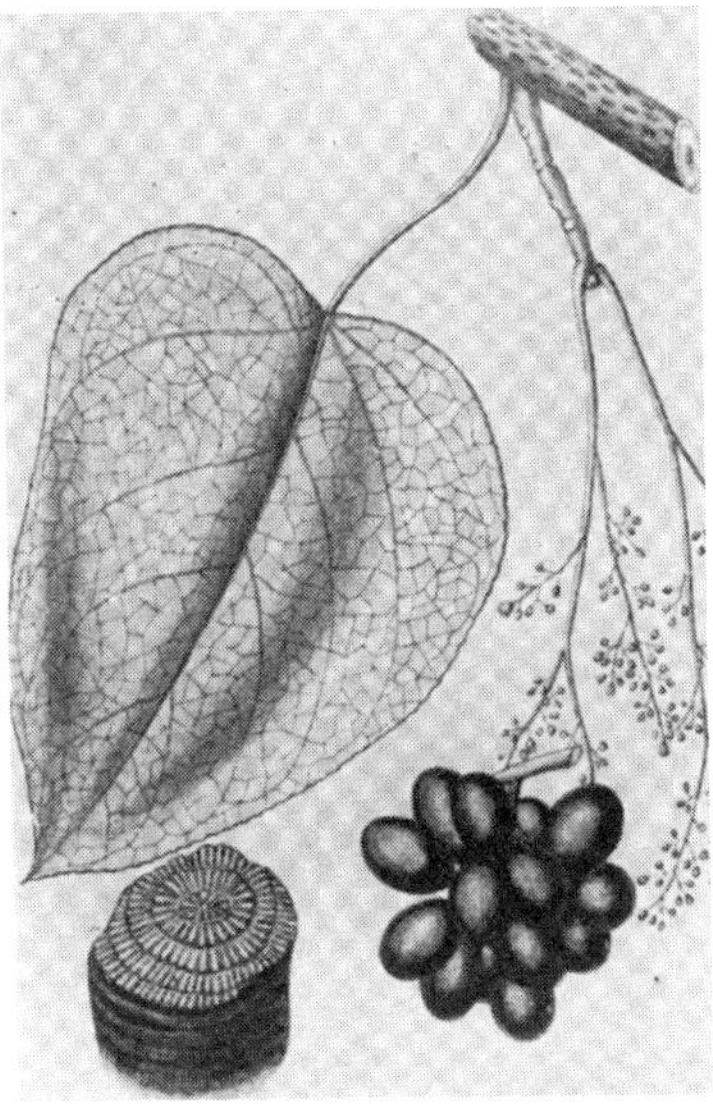
コンドデンドロン・トメントスム
（ノーマン・テイラー著、難波恒雄、難波洋子訳注、『世界を変えた薬用植物』より）

一四九二年のコロンブスによるアメリカ大陸発見後、ヨーロッパから多くの探検家がアマゾン川流域に入り、先住民が使う矢毒に強い興味を持ちました。クラーレの犠牲になったのは獲物になる動物だけではなかったようです。一五四一年、アマゾン川の全長を初めて踏査した探検家のフランシスコ・デ・オレヤーナという人はその友人を先住民が射た毒矢で失ったといいます。この他にも、現地に入った探険家の中から少なからぬ犠牲者が出ました。用心深い先住民の攻撃に遭い、撃たれたケースもあったかもしれませんが、狩猟で使われた矢が運悪く当ってしまった場合が多かったのでしょう。

やがて、探検家がヨーロッパに持ち帰ったクラーレについて、その作用や有効成分の調査研究が始まりました。その結果、クラーレの致死的な作用が骨格筋の弛緩によることまでは明らかになりましたが、試料のクラーレが種々の物質の混雑物であり、正確な製法も秘密とされていたので、クラーレの中のどの成分が骨格筋弛緩作用を発揮するのかについては明らかにされませんでした。

ツボクラリンの発見

クラーレのより詳細な情報がヨーロッパに伝えられたのは一八〇五年ドイツの博物学者であり探検家であるフォン・フンボルトによります。アマゾン川流域で使われるクラーレの原料は主としてコンドデンドロンであり、この植物のつるの樹皮を水に浸して抽出エキスをつくり、それを濃縮してタール状の塊にしたものがクラーレであることがわかりました。

クラーレに含まれる、骨格筋を弛緩させる物質の構造が明らかになったのはやっと二〇世紀に入ってからです。一九三五年にハロルド・キングは、イギリスの博物館に標本として保存されていたクラーレを入手し、研究材料に使いました。そして、クラーレの中に含まれている筋弛緩作用を有する致死的な成分を単一に分離してその構造を明らかにしたのです。キングはこの物質の名前をツボクラリンと命名しましたが、その由来は彼が研究材料に使った博物館のクラーレが竹筒（tube）に詰められたものだったので、tube と curare を合わせて tubocurarine（ツボクラリン）という名前を作ったことによります。実際、現地の先住民はクラーレを竹の筒や、その他には瓢簞、あるいは土器の壺などといった貯蔵用容器に蓄えていました。

口から入るクラーレでは死なない

ところで、読者のなかには、クラーレで仕留めた獲物の肉を食べると、食べた人の体の中にツボクラリンが入るので、その人も死ぬのではないかと心配される方もあると思います。しかし、クラーレで射止めた獲物を食べても死ぬことはありません。それは人がたとえツボクラリンを含む肉を口から食したとしても、ツボクラリンは消化管からはほとんど吸収されないからです（図６ａ）。

ツボクラリンの化学構造には窒素の原子が二箇所あって、ここにプラスの記号が付いています（図６ｂ）。これはツボクラリンの構造が常にイオンの型になっていることを表わしていま

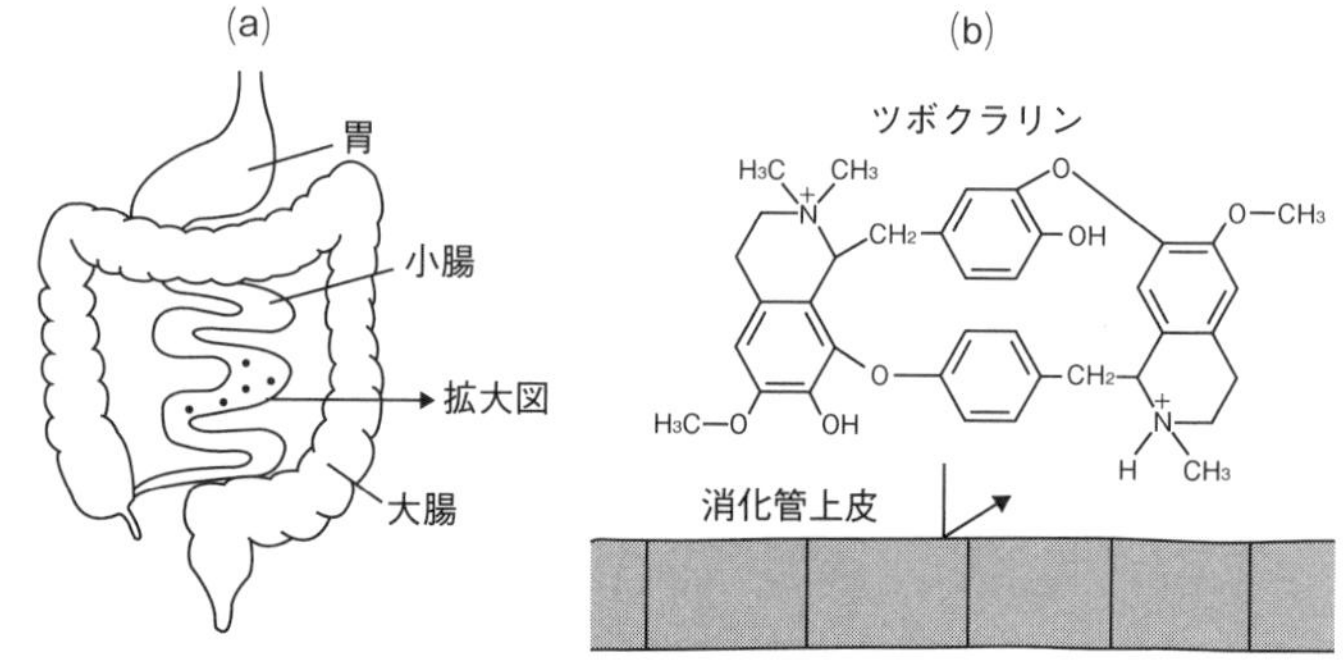

図6　ツボクラリンが消化管から吸収されない理由
(a)は消化管の中をツボクラリン（●）が運ばれて行く様子。図に示す箇所の拡大図を(b)に示した。ツボクラリンはイオン型の化合物なので、消化管上皮細胞膜を通過できない。図中のツボクラリンは化学構造で示してあるので、消化管上皮細胞との大きさの比は実際とは異なることに注意。

す。一般に、イオンの型（プラスでもマイナスでもどちらの電気を帯びていてもよい）になっている化合物は水に親しむ性質があり、脂質でできている生体の細胞膜を通り抜けることが大変に不得手です。

　私たちがツボクラリンを含んだ肉を食べても、ツボクラリンは腸管の細胞膜を通り抜けられず、体内に吸収されない（図６ｂ）ので、食べた人にはツボクラリンの毒作用は出ないことになります。

ツボクラリンはなぜ骨格筋を弛緩させるのか

　骨格筋の収縮は運動神経の刺激によって引き起こされます。運動神経から放出されるアセチルコリンという神経伝達物質が骨格筋の表面にあるアセチルコリン受容体（骨格筋のアセチル

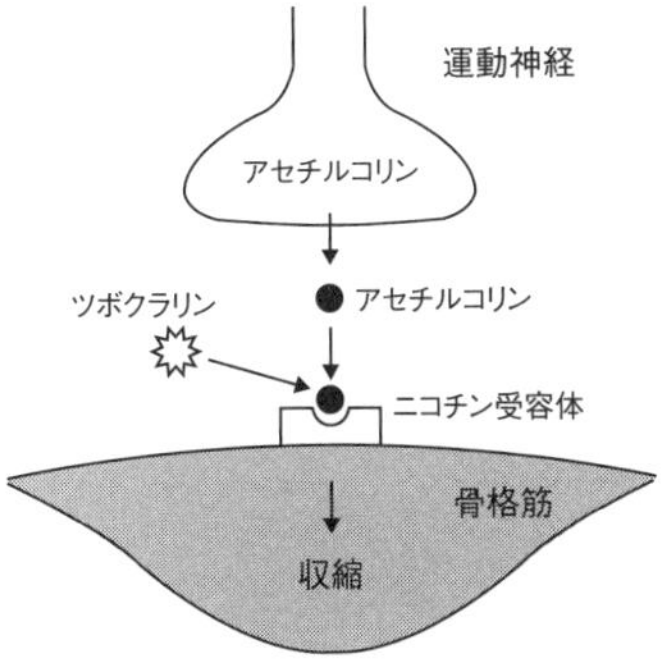

図7　ツボクラリンの骨格筋弛緩作用のメカニズム
運動神経の興奮により、運動神経終末からアセチルコリンが放出される。アセチルコリンが骨格筋のアセチルコリン受容体（ニコチン受容体）に結合すると骨格筋の収縮が起こる。ツボクラリンはアセチルコリンと競り合ってアセチルコリンのニコチン受容体への結合を邪魔するので、骨格筋は収縮できず弛緩する。

コリン受容体はニコチン受容体という種類の受容体です）に結合し、その刺激が骨格筋全体に伝わって筋肉の収縮が起こるのです。

ツボクラリンの分子サイズは骨格筋のアセチルコリン受容体のサイズにちょうどピッタリで合っており、アセチルコリン受容体に結合しやすい構造になっています。しかし、ツボクラリンはアセチルコリン受容体に結合はしても、ツボクラリン自身が骨格筋を収縮させることはできません。結果として、ツボクラリンはアセチルコリンが受容体へ結合するのを邪魔して、骨格筋を弛緩させてしまうのです（図7）。

クラーレを塗った矢毒にあたった動物は筋肉が収縮できなくなって、木から落ちたり、走れなくなったりして人に捕まえられるというわけなのです。クラーレで射止められた動物は最終的には横隔膜や肋間筋などの呼吸筋も働かなくなって呼吸ができなくなり死んでしまいます。

筋弛緩薬の今日

一九四二年、精製されたクラーレを筋弛緩薬として初めて人の手術に用いたのはカナダの麻酔科医ハロルド・グリフィスでした。グリフィスは一九四〇年に知人のライト医師からクラーレを臨床で使ってみないかと勧められましたが、その時は気乗りがせずそのままになっていました。ライトという人はお産や麻酔を扱う医師でしたが、スクイブ社というクラーレを扱う会社にも関係していました。ライト医師はクラーレを麻酔にも応用できないかと思いついて何人かの仲間の医師に話を持ちかけ、その内の一人がグリフィスだったのです。

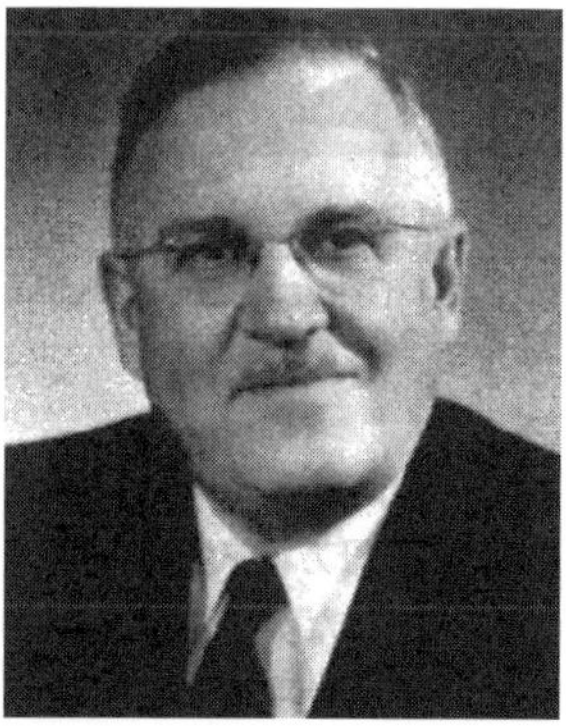

ハロルド・グリフィス
（菅井直介文献より）

しばらくして、グリフィスが再びライトに会った時、まだ誰もクラーレの臨床応用に成功していないという話を聞いて、グリフィスはやっと自分で試して見ようと決心したようです。一九四二年、グリフィスは虫垂切除手術にクラーレを使い、良い結果を得ました。この最初の手術を行ったその年に、グリフィスはスクイブ社の精製クラーレを用いて行った十二例の虫垂切除、四例の胆嚢切除、二例の子宮掻爬と二例の痔核切除などを含む二五例の手術結果をまとめて論文発表しています。例えば、ある男性患者で、全身麻酔薬としてシクロプロパンを使った痔核の手術では肛門括約筋の弛緩が不十分であったのが、クラーレの併用により完全な弛緩が得られたと述べています。

ツボクラリンに始まってその後開発された種々の筋弛緩薬は現代医療ではなくてはならない薬となっています。筋弛緩薬がない時代の手術では、例えば開腹手術をする場合、腹筋が緊張して堅くなっているためにメスで開腹がしにくいとか、腹腔の圧が異常に高まるために腸管が腹腔から外に出てきてしまって手術操作の支障になるなどの状況が生じていました。筋弛緩薬を全身麻酔下での開腹手術の際に用いると、腹壁の分厚い筋肉を弛緩させるので、お腹を広げやすく手術もしやすくなります。

また、交通事故やけがなどで骨折や脱臼をした場合には、痛みのために周囲の骨格筋が強く収縮してしまって、骨折した骨や脱臼した関節を元の位置に整復することが困難になりますが、このような時にも、筋弛緩薬で骨格筋を弛緩させ柔らかくしておくと整復術が容易に行えるようになります。

アマゾン川流域で暮す先住民たちが、いつどのようにしてクラーレを発明したのかはアマゾンの熱帯雨林のベールに隠されてしまって現代の私たちにはわかりません。鉄砲が手に入る時代になっても頑なに昔からの毒矢による狩猟を守ってきた先住民と、旧大陸からやって来た冒険心と好奇心豊かな人たちとの出会いによって筋弛緩薬の今日があることは間違いありません。

ズボイシア、エゴノキ、そしてやまがら

私が薬理学の道を歩み始めて間もない一九八七年（昭和六三年）、第一〇回国際薬理学会がオーストラリアのシドニーで開かれた機会に、西海岸にある美しい町、パースを訪問したことがあります。パースには素晴しい博物館があり、そこではオーストラリアの先住民（アボリジニ）に関する展示が充実していて見て廻りました。

展示コーナーではズボイシアという植物が先住民によって漁に使われていたことが紹介されており、大変に面白く思いました。ズボイシアの葉を池に放り込むとやがて魚が麻痺して浮んでくるので、その魚を捕まえて食用にするというのです。南アメリカでクラーレが獲物をとるのに使われていたことを知って間もない頃でしたので、自然界の毒を利用する人々の知恵に感銘を受けたものです。

我が家の庭にある「エゴノキ」の名前の語源に興味がわき調べたところ、エゴノキの実には「えぐい」味があるのでこの名がついたことを知りました。日本のある地方ではエゴノキの実を池や川に放り込んで魚を浮かせる漁があることも知りました。果皮に含まれるサポニンが魚毒になるそうです。

不思議なことに、エゴノキの実はやまがら（山雀）が大好きで、毎年エゴノキの実が成ると真っ先にやって来て、せっせとついばんでいきます。

6. ジギタリス

ウイザリングと老女の出会い

心不全治療に使われる主なジギタリス製剤

薬剤名	
一般名	商品名
ジゴキシン	ハーフジゴキシンKY、ジゴキシンKY、ジゴキシン「AFP」、ジゴシン
メチルジゴキシン	ラニラピッド
デスラノシド	ジギラノゲン

キツネノテブクロ

キツネノテブクロ（foxglove）という名前の薬草があります。この植物はジギタリス

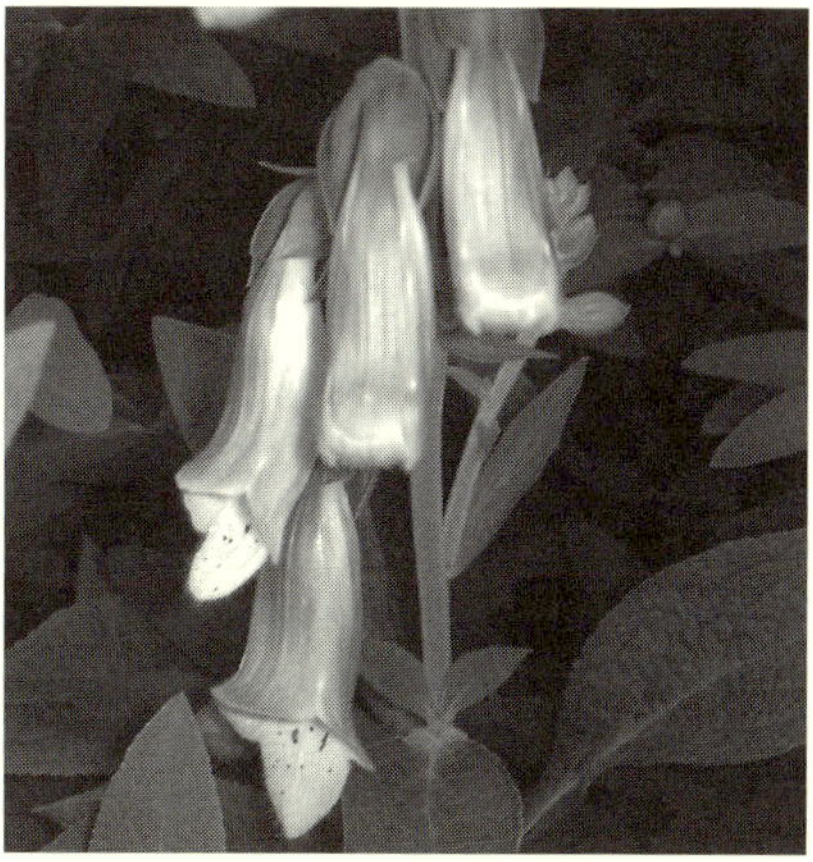

ジギタリス（キツネノテブクロ）の花
四つの花のうち、上二つは開花直前のつぼみ、その下二つは開花後。自宅にて著者撮影。

（Digitalis）という学名を持ち、背丈四〜五〇センチメートルほどになる可愛い薄紫色の花を咲かせる草です。キツネノテブクロ、すなわちジギタリスは心不全や浮腫の治療薬として二〇〇年以上も前から煎じ薬として使われて来ました。キツネノテブクロにはジゴキシンやジギトキシンなどの薬効成分が含まれています。ジゴキシンやジギトキシンは「ジギタリス」と総称して呼ばれますが、それはこれら化合物がジギタリスという学名を持つ植物の葉に含まれていたことに由来します。

　ジギタリスに共通した化学構造はステロイド骨格と糖が結合したもので、ステロイド配糖体あるいは強心配糖体と呼ばれます。ちなみに、強心配糖体はキツネノテブクロの中だけでなく自然界に広く存在しており、例えばある種のキョウチクトウ科やユリ科の植物、さらにはガマの皮脂腺分泌物にも含まれていることがわかっています。

ウイリアム・ウイザリングと秘薬

さて、キツネノテブクロに薬効があることが見つけられた経緯についての話をしましょう。見つけたのはイギリスの医師ウイリアム・ウイザリングです。一七七五年頃のこと、ウイザリングは、イングランド西部のシュロップシャー州を旅行中に女性の患者から体のむくみを診てほしいと頼まれました。しかし、むくみの治療に関してはウイザリングはお手上げで、どうすることもできませんでした。

ところが、数週後に再びその地方を通りかかった時に、女性のその後について尋ねたところ、その地方の民間療法を受け、むくみが良くなったことを聞かされ、ウイザリングは大変に驚いたのです。この療法を施したのは地元の老女であり、約二〇種の薬草を混ぜ合わせた「秘薬」を使ったということでした。

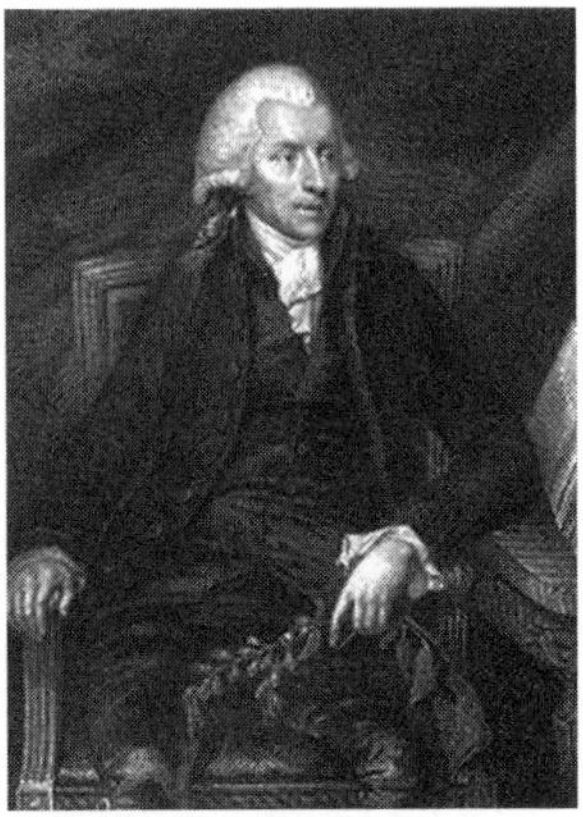

ウイリアム・ウイザリング
左手にジギタリス（キツネノテブクロ）を持っている。

そこで早速ウイザリングは老女を訪ねてその「秘薬」を分けてもらいたいと願い出たのです。親切にも、老女は薬草をウイザリングに分けてやったのでした。ウイザリングは手に入れた薬草を研究し、「秘薬」の中からむくみを取る薬草成分としてキツネノテブクロを突き止めたのです。もともとウイザリングは植物学にも秀でた人でした。

ウイザリングが医師としての力量を見せているのは、二〇種類の薬草の中から、キツネノテブクロがむくみをとる薬草であることを発見しただけではありません。キツネノテブクロのどの部分に薬効があるのか、患者に投与するときの適量はいくらか、そして、患者への薬の投与間隔はどのくらいが適正か、という実際の処方上の大切なポイントについても科学的に検討している点です。

ウイザリングは、むくみを取り除く活性があるのはキツネノテブクロの葉の部分であることを明らかにし、葉の具体的投与法についても示しました。彼はキツネノテブクロの葉をフライパンで熱して乾燥させ、それを粉にしたものが良いことを見出しています。そして、実際に、乾燥した葉を多くの患者に投与して見て、その効果を確認しています。彼は一〇年間の臨床データを蓄積し、成功例だけでなく失敗例についても一七八五年に論文として報告しました。民間療法を侮ることなく、秘薬からむくみをとる活性がある薬草としてキツネノテブクロを見つけたウイザリングの態度と実力は素晴しいとしか言いようがありません。

秘薬がむくみをとった理屈

現在ではジギタリス製剤の主作用は心臓の働きを強くする作用、すなわち強心作用であることがわかっています。イギリスの老女が使った秘薬が患者のむくみをとった理屈は次のように考えられます。

秘薬にはキツネノテブクロの葉が入っており、患者がそれを煎じて飲むと体内にジギタリス成分が吸収されて心臓に作用します。ジギタリスによって心筋の収縮力が増強すると、全身の血液循環が改善し、腎臓を流れる血流も増加するので、体の中にたまった余分な水分が尿として排泄されることになり、むくみも取れ、心臓が楽になったのです。

ジギタリスの心筋収縮力増強メカニズム

ジギタリスは現代の医療では心不全の治療薬として使われます。心不全とは、簡単にいうと、心臓の機能になんらかの異常があるために心臓の収縮力が弱まり、身体の臓器や組織に必要な血液を送れない状態を言います。患者は体のむくみ（浮腫）、息切れ、呼吸困難、易疲労感などを症状として感じるのです。

ジギタリスはどのようにして心筋の収縮力を増強するのでしょうか。まず、通常の心筋の収縮がどのようにして起こるのかを説明しましょう。

心筋を拍動させるための指令は洞房結節という場所（右心房の壁に存在するペースメーカーの役割をする部位）で発せられます。洞房結節では通常一分間に六〇回前後の電気的インパルスが発せられます。洞房結節からの電気刺激が心室の筋肉細胞（心筋細胞）に到達すると、その刺激によって心筋細胞の外からカルシウムイオンが細胞内に流入したり、心筋細胞内のカルシウム貯蔵部位から細胞質中にカルシウムイオンが放出されたりして、心筋の細胞質中のカルシウムイオン濃度が高まります。このカルシウムイオンが心筋を収縮させる蛋白に結合して活性化し、収縮反応が引き起こされるのです。

心筋は一回一回の拍動で収縮と弛緩を交互に繰り返すことで血液を送り出しています。心筋が収縮した後弛緩するためには、収縮時に上昇したカルシウムイオン濃度を低下させる必要があるので、心筋細胞にはこのための機構も備わっています。

さて、ジギタリスがどのようにして心筋の収縮力を強めるかといいますと、それは、ジギタリスが心筋細胞内のカルシウムイオンの濃度を高めることによるのだということができます。

ジギタリスは心筋細胞膜にあるナトリウムポンプという装置に結合してナトリウムポンプの働きを止める作用を持っています（図8）。ナトリウムポンプは心筋細胞中のナトリウムイオンを細胞外へ運び出す役目を担っている装置ですので、ナトリウムポンプが止まると心筋細胞内のナトリウム濃度が上昇してしまいます。

さて、ジギタリスによって細胞内のナトリウム濃度が高まると、細胞内のカルシウムを細胞外に運び出す役割を担っているナトリウム・カルシウム交換機構（図8）が働けなくなり、細

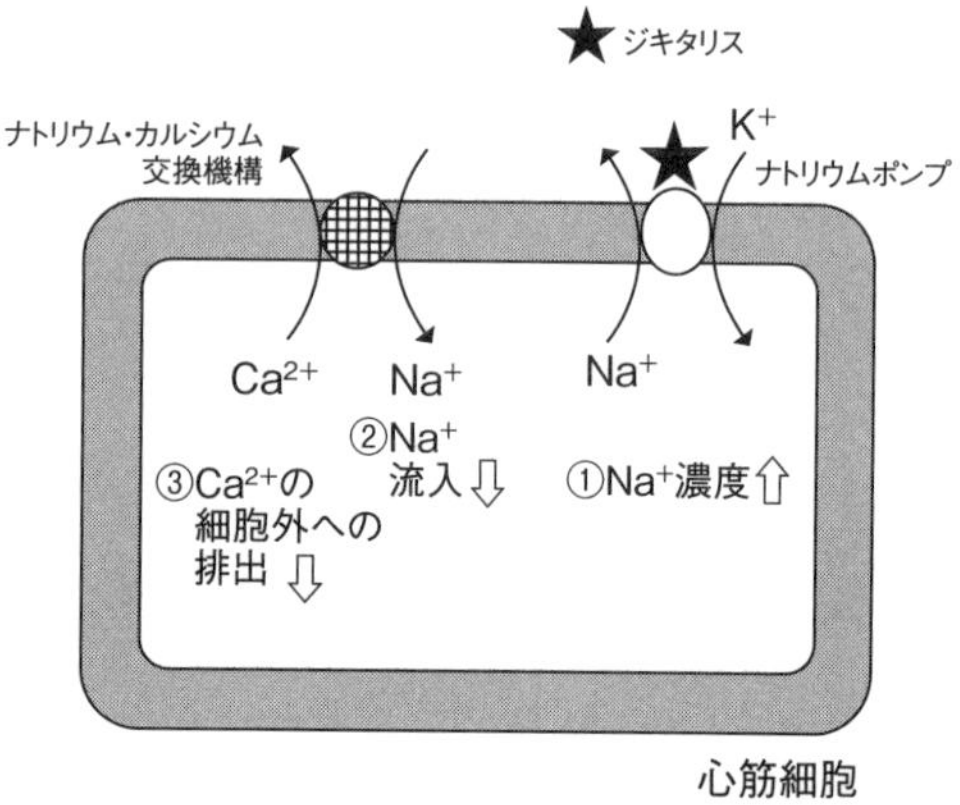

図8　ジギタリスによる心筋細胞内カルシウムイオン濃度の上昇
ジギタリス★がナトリウムポンプ（細胞の中のナトリウムイオンを細胞外に汲み出す働きをしている）に結合してその働きを阻害すると、①細胞内ナトリウムイオン濃度が上昇する。この結果、②ナトリウム・カルシウム交換機構（ナトリウムイオンと引き換えに細胞内のカルシウムイオンを細胞外に汲み出す働きをしている）によるナトリウムイオンの流入が困難になり、③細胞内カルシウムイオンの排出もできなくなるので、カルシウムイオンが蓄積する。

胞内にはカルシウムが蓄積することになります。

ジギタリスを投与していない状況に比べると、ジギタリスを投与した場合には心筋細胞のカルシウム濃度が一層高まるので、洞房結節からの刺激に応じて起こる心筋の収縮力は強まり、ジギタリスの強心作用が発揮されるのです。

キツネノテブクロとジギタリスの名前の由来

一つの植物にキツネノテブクロとジギタリスという二つの名前がついているのですが、この二つの名前の由来についてお話ししたいと思います。

まずジギタリスという学名の由来についてです。この植物は薄紫色の美しい花を咲かせます(71頁写真)。花冠の形が西洋指貫の形に似ているので、この植物の学名として「指」を意味するラテン語の「digitus」に由来する〃digitalis ジギタリス〃がつきました。学名ジギタリスはドイツのレオナルド・フックス（Leonard Fuchs）により一五四二年に命名されました。

ちなみに、指貫は裁縫をするのに必要な道具ですが、ご存じない方も多いかもしれません。日本では指貫と言えば指輪の型をしており、これを指にはめて針仕事をします。厚手の布に針で糸を通す時には、針の頭を指貫でぐっと押して布に針と糸を通すのです。ヨーロッパの指貫はベルの形（釣り鐘の形）で、指先にサックのようにかぶせて使うものが一般的です。ヨーロッパでは、きれいな金属や陶器の指貫がみやげ物店で売られているので、この形を御存知の方も多いのではないでしょうか。

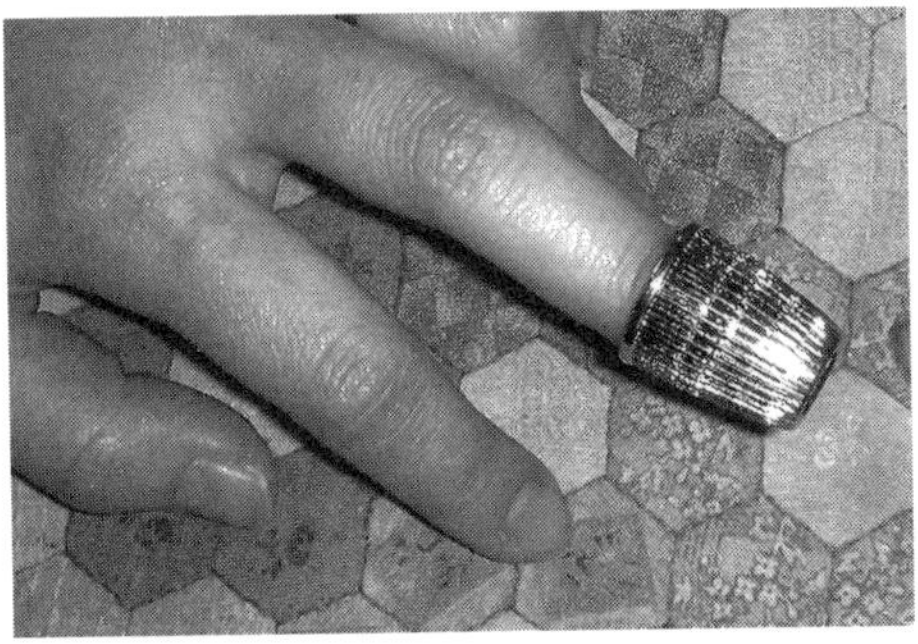

西洋指貫
左手の中指にはめられた指貫。写真のものは金属製でドイツ製。

次に、キツネノテブクロという名前は何故ついたのでしょうか。これが実ははっきりとしません。キツネノテブクロの由来を学名ジギタリスの名付け親である

Leonard Fuchs 氏に関係付ける見方があります。Leonard Fuchs はドイツ人ですが、彼の姓の「Fuchs」とはドイツ語で「狐」を意味する語で、彼の名にちなんでジギタリスが「Fuchs (fox) の手袋」と呼ばれるようになったという説もあるのです。しかし、Fuchs がジギタリスを命名したのは一五四二年です。十二世紀にイギリス・ウエールズ地方で出版された治療薬集にはキツネノテブクロがケルト語で〝foxes glofa〟として記載されていたことがわかっているので、時系列的には Fuchs 氏とキツネノテブクロの命名とは関係はなさそうです。

薬理学会でのキツネノテブクロ

薬理学会の折のことでした。コーヒーブレークで会場内の休憩室に出かけた時のことです。休憩室のテーブルの上に美しい薄紫色の花をつけたキツネノテブクロの鉢が置いてありました。これは参加者の心を和ませるための学会の会長先生の演出であったと思われます。

コーヒーを飲みながら、キツネノテブクロを眺めていると、茎の元のほうの花は可愛いベルの形をして開いており、茎の先の方はまだ蕾でした。その蕾を見て私は、キツネノテブクロの名前の由来は蕾の形からではないかと思いました。

というのは、花の蕾がちょうど犬の前足の手の部分、つまり、「お手」の号令で、犬が人の手のひらにのせる前足の部分の形にそっくりだったのです。「イヌの手に手袋をつけさせればこんな感じだなー」というのが率直な印象でした。狐はイヌ科の動物です。キツネノテブクロの蕾の形（71頁写真）は薄紫の手袋をした愛らしいキツネの手に見えたのです。

新美南吉記念館のキツネ

しかし、その後、そのイメージが変わる体験がありました。「ごんぎつね」や「手ぶくろを買いに」の童話作家として有名な新美南吉の記念館を愛知県半田市に訪ねた時のことです。

その記念館の入口ホールの奥には狐の剥製が展示されていました。半田の辺りに生息していた、南吉の童話のモデルにもなったホンドギツネです。体つきはすばしっこそうで、目つきは油断がなく、また、無駄な肉はついておらず、尾は体に比して長くてふさふさした毛を持っています。足は細くて長く、標本の台を踏むその前足の指は一本一本がはっきりと分かれて開いており、しっかりと自分の体重を支えていました。一本一本の指の先からは鋭い爪が伸びており、指の付け

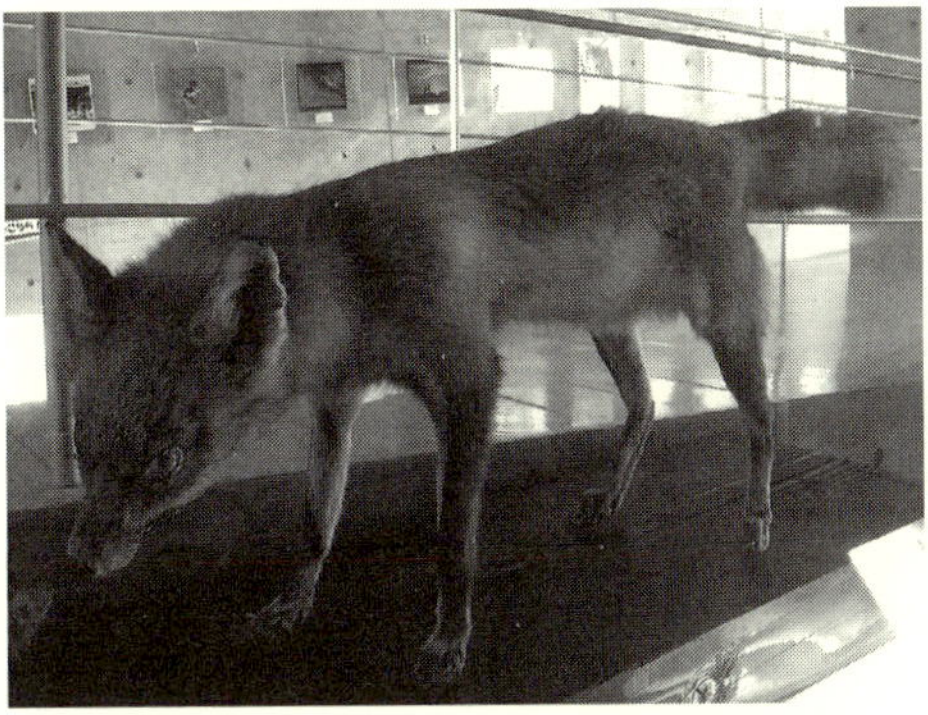

キツネ（剥製）
愛知県半田市の新美南吉記念館にて筆者撮影。

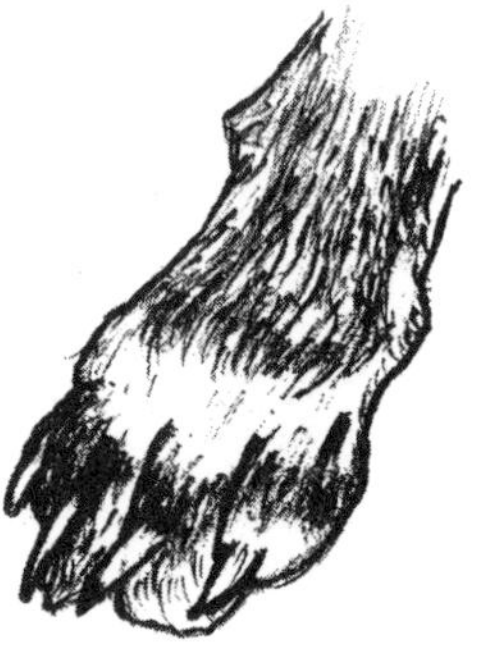

キツネの前足
新美南吉記念館で筆者がスケッチ。

根から爪の先までの形は全体として円錐形に見えます。

この指であれば、その一本一本にあのベル型をしたキツネノテブクロの花一つ一つを指サックのようにしてかぶせてやれるなと思いました。ちょうど、西洋指貫を指にかぶせるようにです。私にとっては、ジギタリスが別名キツネノテブクロと呼ばれることに合点がいった体験となりました。

鳥に嫌われる幼虫の話

私は以前、恩師である重井達朗先生（現名古屋大学名誉教授）や萩野泰道先生（現藤田保健衛生大学名誉教授）からオオカバマダラ（Monarch butterfly）という蝶の幼虫と強心配糖体との関係について大変に興味深い話を聞いたことがあります。内容はおよそ次のようでした。

「蝶の帝王と言われるオオカバマダラは北米大陸を飛んで大移動することで有名である。このオオカバマダラの幼虫はある種の強心配糖体を含んだ植物を好んで食べる。いろいろな種類の幼虫を好んで食べる鳥もオオカバマダラの幼虫だけは嫌って食べないという。なぜなら強心配糖体が蓄積したオオカバマダラの幼虫を食べると、鳥は強い吐き気を催すことを知っているからである。このようにしてオオカバマダラの幼虫は天敵から自分の身を守っている」

そもそも強心配糖体は強い毒です。実際、ジギタリスを服用する患者さんには、吐き気、嘔吐、頭痛、不整脈などの副作用が出現することがあります。「強心配糖体の嘔吐作用」を利用するオオカバマダラにとって強心配糖体は命の恩人であり、種の保存のための秘薬なのでしょう。

7. 抗甲状腺薬

キャベツをいっぱい食べたウサギが教えたこと

甲状腺機能亢進症の治療に使われる主な抗甲状腺薬

薬剤名	
一般名	商品名
プロピルチオウラシル	チウラジール、プロパジール
チアマゾール	メルカゾール

ウサギの喉が腫れた

キャベツをたくさん与えられて飼育されたウサギに甲状腺の腫れが見つかり、これがきっかけとなって、甲状腺機能亢進症の治療薬である抗甲状腺薬が開発された話をしましょう。

ジョンズホプキンス大学のチェスニーらは、ウサギを実験動物として使った梅毒の研究中に、不思議なことを発見しました。飼育されているウサギの喉元を見ると、妙なふくらみが見つかることがよくあったのです。喉の所を触れてみると甲状腺が腫れているようでした。そこでチェスニーらのグループは梅毒の研究と並行して甲状腺を観察する実験に着手し、甲状腺が本当に飼育中に腫れるのかどうかを調べました。その結果、確かに研究室で飼育されるウサギには甲状腺腫が発生することを明らかにし一九二八年に論文として報告しました。

この時点では、彼らは、研究室で飼われているウサギに何故甲状腺腫が生じるのかについては明らかにできませんでしたが、論文中で、甲状腺腫は梅毒とは関係しないことをはっきりと述べています。さらに、この論文には興味深い記録が残されていました。それは、チェスニーらの飼育したウサギには飼料としてキャベツの葉が使われていたということです。

何人かの研究者がキャベツなどの飼料と甲状腺腫の関係について追試を行った結果、キャベツの種、そしてキャベツ同様にアブラナ科に属するカブの根の部分などで飼育されたウサギやラットなどにも甲状腺腫が発生することが明らかにされたのでした。ただ、不思議なことに、チェスニーらのようにウサギをキャベツの葉で飼育して甲状腺腫を作ることには誰も成功しなかったようです。

甲状腺腫の原因化合物の発見

「キャベツやカブの仲間の植物中には、何か甲状腺腫の原因になるような化合物が含まれているのではないか」、こう考えた研究者たちは早速、成分の探索に取り掛かりました。その結果 L-5-vinyl-2-thiooxazolidone（L－5－ビニル－2－チオオキサゾリドン）という化学物質が甲状腺腫の原因物質として見つけられたのです。L－5－ビニル－2－チオオキサゾリドンには甲状腺腫（goiter：ゴイター）にちなんでゴイトリン（goitrin）という別名が付けられました。

実際、フィンランドでは、アブラナ科の植物を飼料にしている牛から採れた牛乳には、L－5－ビニル－2－チオオキサゾリドンが含まれており、この牛乳を飲用する地域の人たちには甲状腺腫が多く見られることも報告されました。ただ、この化合物はキャベツの葉にはわずかにしか含まれず、人間がキャベツの葉の食べ過ぎで甲状腺が腫れることはありません。

キャベツの仲間の植物で甲状腺が腫れる理由

アブラナ科の植物で飼育された動物にどうして甲状腺腫が生じたのでしょうか。理由を説明しましょう。

甲状腺は頸部前面にある組織で、その重量は成人では一五～二〇グラム、ウサギでは〇・二

～〇・三グラムです。形は蝶が翅を広げて気管の前面に止っているように見えます。ここで甲状腺ホルモンが作られているのです。

甲状腺ホルモンは体の熱産生に関わっており、その分泌が少ないと熱産生が低下し寒さに弱くなります。また、甲状腺ホルモンは幼児期での脳や身体の成長に関わっており、分泌が悪いと身長が伸びなかったり、脳神経系の発達が未成熟になったりすることがあります。

このような重要な働きをする甲状腺ホルモンの分泌はホルモン分泌腺の中枢器官である脳下垂体からの「命令」によってコントロールされます。命令を伝えるのは脳下垂体から分泌される甲状腺刺激ホルモンというホルモンです。

血中の甲状腺ホルモン濃度は常に脳下垂体で感知されており、血中の甲状腺ホルモン濃度が正常値より低くなると脳下垂体はそれを感知して、甲状腺刺激ホルモンを分泌して甲状腺ホルモンの合成と分泌を刺激します。逆に血中の甲状腺ホルモン濃度が高くなると脳下垂体からの甲状腺刺激ホルモンは分泌されなくなり、甲状腺ホルモンの合成・分泌は減少します。このようにして脳下垂体は甲状腺刺激ホルモンという「命令書」によって甲状腺でのホルモン合成・分泌をコントロールし、甲状腺ホルモンの血中レベルを一定に保つようにするのです。これをフィードバック調節といいます（図9）。

さて、アブラナ科の植物に含まれるL－5－ビニル－2－チオオキサゾリドンという化合物

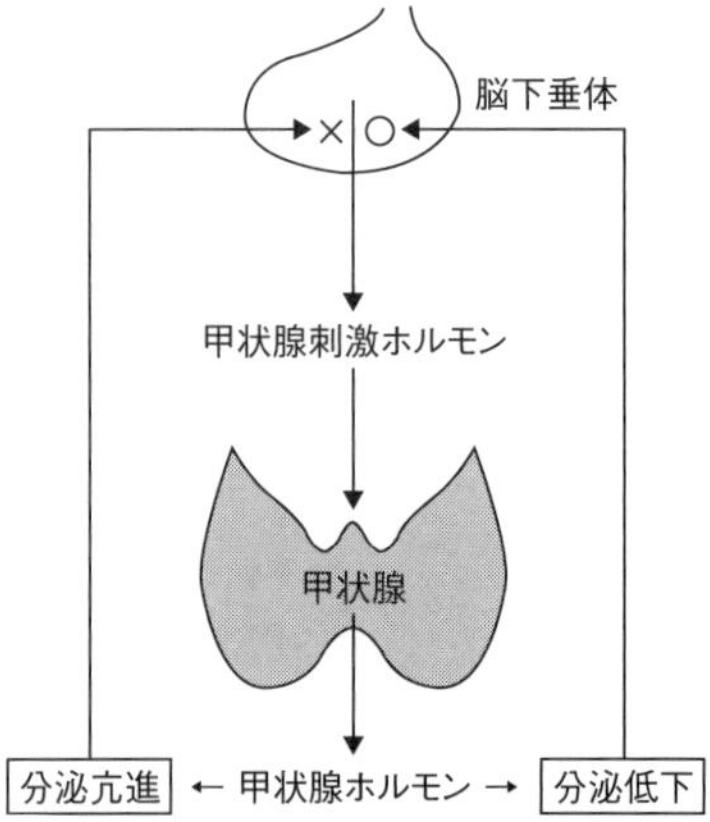

図9　甲状腺ホルモンによる脳下垂体へのフィードバック
甲状腺ホルモンの分泌が亢進すると脳下垂体からの甲状腺刺激ホルモン分泌にブレーキがかかり、甲状腺ホルモンの分泌が低下する。一方、甲状腺ホルモンの分泌が低下すると脳下垂体からの甲状腺刺激ホルモン分泌が刺激され、甲状腺ホルモンの分泌が増加する。このようにして、甲状腺ホルモンの血中濃度が一定になるようにフィードバック調節が行われている。

には甲状腺ホルモンの合成を阻害する働きがあります。だから、この化合物が入った飼料で飼育された動物では甲状腺ホルモンの血中濃度は低下してしまうことになります。脳下垂体は血中の甲状腺ホルモン濃度が低いことを感知する結果、甲状腺刺激ホルモンをたくさん分泌し、甲状腺から甲状腺ホルモンを分泌させようとします。しかし、甲状腺ホルモンの合成はL－5－ビニル－2－チオオキサゾリドンによって抑制されているので、脳下垂体からの「甲状腺ホルモンを作れ」という命令は実行されません。脳下垂体はますます甲状腺刺激ホルモンを分泌して甲状腺に命令を繰り返します。甲状腺刺激ホルモンには甲状腺の組織を肥大させる働きもあるので甲状腺の腫大がどんどん進むというわけなのです。これがアブラナ科の植物の摂取によって甲状腺の腫れが出現する理由です。

甲状腺機能亢進症の治療薬

甲状腺機能亢進症といって、甲状腺ホルモンが過剰に分泌されてしまう病気があります。これは比較的若い女性に多い病気です。原因は自己免疫の機転によって甲状腺に対する自己抗体ができてしまい、この自己抗体が甲状腺刺激ホルモンと同じように働いて、甲状腺ホルモンの分泌を刺激するためと考えられています。

この病気では甲状腺ホルモンの過剰による特有の症状が出現します。暑がりで、汗を良くかく。食欲はあり、食べ物はよく食べるが、体重が減る。また、眼球突出や頻脈がある。これらがよく見られる症状です。甲状腺機能亢進症の女性は目が大きくぱっちりし、肌はしっとりと濡れており、体型もスレンダーである。私が医学生のときに受けた授業では、教官は「君たち、甲状腺機能亢進症の女性はとても美人なのだよ」と断言していたのが思い出されます。

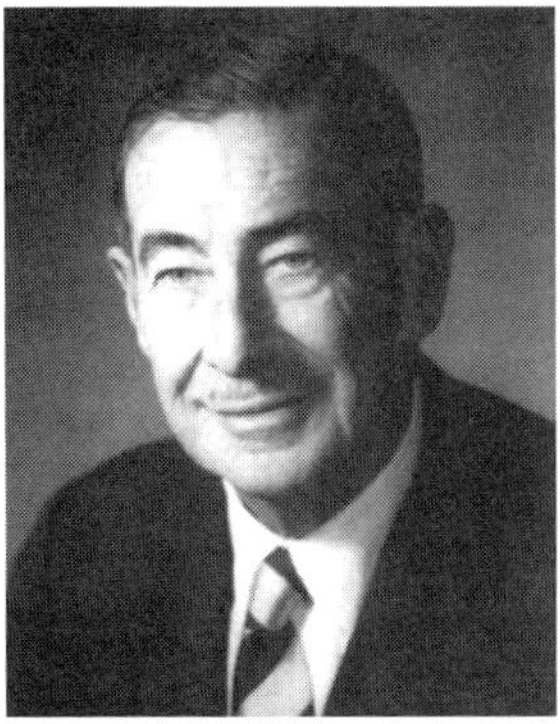

アストウッド
(Greep R.O. and Greer M.A.の文献より)

甲状腺機能亢進症の治療薬の開発に大きく貢献したのは、医師であり、内分泌学研究者であったアメリカのアストウッドです。彼は一九四〇年代の初頭に、サルファ剤やある種の殺鼠剤が甲状腺ホルモンの産生を抑制することに気がつきました。アストウッドはジョ

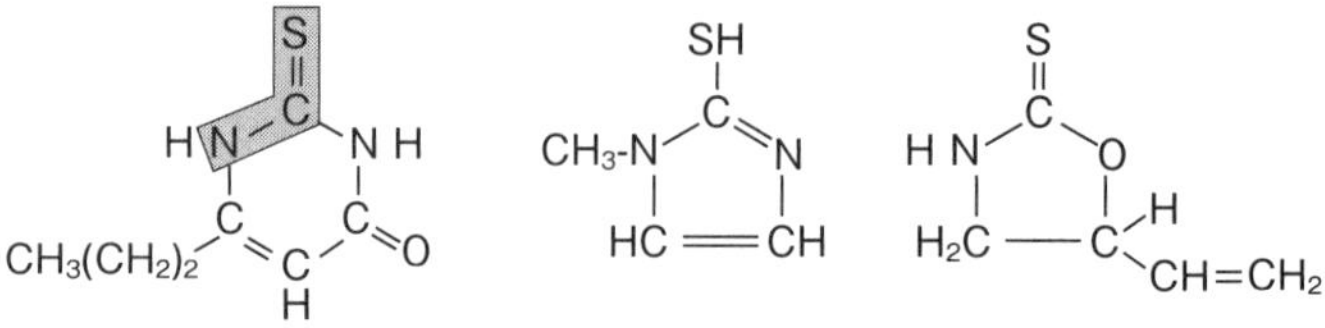

プロピルチオウラシル　　メマチゾール　　ゴイトリン（L-5-ビニル-2-チオオキサゾリドン）

図10　抗甲状腺薬とゴイトリン
甲状腺ホルモンの合成を阻害する化合物には、プロピルチオウラシルに示したような、S（イオウ）、C（炭素）、N（窒素）の配置が存在する。

ンズホプキンス大学に職を得ていた時期があるので、チェスニーらによるウサギの甲状腺腫とキャベツとの関係を示唆する仕事は知っていたに違いありません。ですからL-5-ビニル-2-チオオキサゾリドンが甲状腺ホルモンの合成を抑制する作用、すなわち抗甲状腺薬としての作用を有することは頭に入っていたでしょう。アストウッドは甲状腺ホルモンの産生を抑制する殺鼠剤などの化合物もその構造中にL-5-ビニル-2-チオオキサゾリドンによく似た部分があることをみつけます。

アストウッドは臨床で使える抗甲状腺薬の探索に乗り出します。色々な化合物について臨床試験を行い、その抗甲状腺作用を調べ、この中から、現在用いられるプロピルチオウラシルやメチマゾールを開発しました（図10）。

抗甲状腺薬は甲状腺ホルモンの合成を抑えることにより、患者のホルモン過剰状態を正常化し、甲状腺機能亢進症の症状を抑えます。キャベツで飼育されたウサギの喉の腫れが甲状腺機能亢進症の治療薬の開発につながったのです。

ウサギへの感謝

私の奉職する大学では毎年、研究のために命を捧げてくれた実験動物の慰霊法要が行われます。法要の際には導師が法話を聞かせて下さることになっています。

ある年の導師のお話です。

むかし、ウサギとサルとキツネが一緒に暮していた。ある日、三匹はやつれて倒れている老人に出会った。三匹はなんとか弱った老人を助けたいものと考えた。サルとキツネは果物や野菜、魚などを集めることができたが、ウサギは老人の食べ物になるようなものを集めることができなかった。老人がサルとキツネが採ってきた食べ物を焚き火のそばで美味しそうに食べていた時である。ウサギは老人に「わたしは何も食べ物を持ってくることができませんでした。せめて私の肉を召し上がってください」と言い残し、火の中へ飛び込んだ。老人は、実は帝釈天であった。ウサギの行いに感心した帝釈天は、ウサギを月へと昇らせ、永遠にその姿をとどめさせた。

ウサギが甲状腺の病気の治療薬の開発に貢献したというエピソード、そして導師の法話、これらが相まって何かしみじみとしたウサギへの感謝の念が湧いて来ます。

Ⅱ 微生物の働きでできた薬たち

8. ワルファリン
腐ったスウィートクローバーから見つかった抗血栓薬

主なワルファリン製剤

薬剤名		適応疾患
一般名	商品名	
ワルファリンカリウム	ワーファリン、ワルファリンカリウム「ＨＤ」	心筋梗塞症、肺塞栓症、脳塞栓症、脳血栓症、静脈血栓症

ワルファリンは殺鼠剤？

先日テレビのニュースを見ていたところ、ある地方で精米の過程でお米に殺鼠剤が混入し、その回収にてんやわんやとのことでした。私はテレビのアナウンサーが読み上げた次の言葉にアッと驚きました。アナウンサーは、お米に「ワルファリン」という殺鼠剤が混入したと言っているではありませんか。

ワルファリンは現在では抗血栓薬として知られ、心筋梗塞や脳塞栓など、血管が血栓で詰まることによって起こる病気の治療薬として、世界中で多くの人に使われている薬です。しかし、このワルファリンは確かに当初は殺鼠剤として使われた薬なのです。私は、ワルファリンが現在でも殺鼠剤として使われているとは思いませんでしたので、このニュースに驚いたのです。

実は、ワルファリンと人間との出会いには、腐敗したスウィートクローバーとそれを飼料として食べた多数の牛が死ぬという出来事が仲立ちとなっています。その劇的な歴史をたどってみましょう。

牛の謎の死

一九二一年から一九二二年にかけての冬に、カナダのアルバータ州やアメリカ合衆国のノースダコタ州などの酪農地では、酪舎で飼われている牛が原因不明の病気で死ぬという事件が頻発しました。早速、獣医師や畜産学研究者らにより病気の実態の解明とその原因の究明が始まりました。そして早くも一九二四年にはカナダのオンタリオ獣医科大学のフランク・ショフィールドらによってその調査結果が論文として発表されたのです。

論文によりますと、牛の死亡事故には次のような特徴がありました。元気にしていた牛が、角を切り取る除角術や生殖腺を取り去る去勢手術を受けたりしたあと数時間で死亡したこと、死亡した牛が食していた飼料を調べてみると、カビが生えて腐敗したスウィートクローバーが必ず含まれていたこと、そして、牛の臓器、腹腔内、筋肉や皮下組織には多くの内出血が見られたが、内出血部位に貯留している血液は凝固しておらず液体の状態であったこと、などが報告されたのです。

牛は成長に伴って角が伸びますが、群で牛を飼う場合には大きな角は管理上問題になりますし、牛にとっては、群の中での角の突きあいなどでストレスにもなります。そこで飼育農場では角を切り取る除角を行うのですが、この操作には出血が伴います。当時、ある農場では八〇頭の牛に除角を施したところ、切り取った角の根元からの出血が止まらず、二日足らずの間に六十五頭が死んでしまったということです。

腐敗したスウィートクローバーが牛の死の原因であった

当初、牛の死亡の原因としては、感染症、栄養不足、飼料への毒草の混入、飼料の腐敗による毒物の生成などが考えられましたが、生前の牛には発熱など炎症症状はなく、感染症は否定されました。

注目されたのはショフィールドが報告したように、死んだ牛は腐敗したスウィートクローバーを飼料にしていたこと、また、死んだ牛には内出血が見られ、その血液は凝固しておらず液体状態だったことでした。

実際、試しに、腐敗したスウィートクローバーを牛やウサギに与えるとそれらの動物の血液は凝固しにくくなり、出血が起こりやすくなることが確認されました。腐敗したスウィートクローバーが牛の出血の原因となったことが実験的に証明されたのです。さらに、出血しやすくなっている牛に対して、健康な牛の血液を輸血してやると、出血の状況が改善することも確かめられました。

厳しい冬の期間、牛は獣舎内で飼育されますが、その間の飼料としては夏の間に収穫したスウィートクローバーをサイロで保管しておいたものが与えられます。サイロでの保管状態が悪く、スウィートクローバーにカビが繁殖した結果、何らかの物質が増え、それを牛が摂取して血液の凝固が障害され、牛が出血を生じて死亡したと考えられるのです。実際、夏の間、牛が牧場に繋っているスウィートクローバーを食べても被害は何も出ませんでした。

出血を起こす物質の探索

牛に出血を起こす原因物質は、カビがもともと持っている物質なのでしょうか？　それとも、スウィートクローバーが持っているある物質を原料としてカビが産生するものなのでしょうか？　もし、前者が該当するのなら、このカビそのものを増やしてやれば、牛に出血を起こす原因物質は大量に得られるでしょう。また、後者が該当するのであれば、他の植物をこのカビで腐敗させてもダメで、スウィートクローバーをカビで腐敗させないと出血は起こらないはずです。どちらなのでしょうか？

この疑問を解決したのはウイスコンシン大学のカール・リンクらの研究グループでした。彼らは、スウィートクローバーが不適切な方法でサイロで保管されているとカビが繁殖し、そのカビがスウィートクローバー中のクマリンという物質から血液凝固阻止作用を持つ3,3'－メチレンビス4－ヒドロキシクマリンすなわちジクマロールを合成することを証明しました。

クマリンは通常のスウィートクローバーに含まれ、乾草の芳香を醸し出す成分で、これ自体には出血を起こす作用はありません。この物質が微生物の働きにより酸化され、そして更にホルムアルデヒドと結合してジクマロールになって牛の出血を起こすことが突き止められたのです。

実際に彼らがジクマロールをウサギなどの実験動物に投与すると重篤な出血が起こりました。面白いことに、クマリンをほとんど含有しないスウィートクローバーの種類がありますが、この場合にはサイロで腐らせても牛に出血は起こさないこともわかりました。

スウィートクローバー病の原因がジクマロールというカール・リンクらの

証明は、牛の出血死という奇病がショフィールドらによって報告されてから二〇年近く経った一九三九年のことでした。

ジクマロールから開発されたワルファリン

ジクマロールの発見後、クマリン誘導体の開発が進められました。そのうちの一つが一九四八年に登場したワルファリンです。このワルファリンはウイスコンシン大学の Wisconsin Alumni Research Foundation（ウイスコンシン校友研究財団）の支援で開発され、特許が保有されたので、その頭文字 WARF とクマリン（coumarin）の綴りの最後の部分 arin を結合させて warfarin（ワルファリン）と名づけられたものです。

当初ワルファリンは殺鼠剤として使用されました。ところが一九五一年のこと、ワルファリンの使い道に大きな影響を及ぼす出来事がありました。この殺鼠剤を用いて自殺を図った人がいたのです。しかし、その人はこの薬物で死ぬことはなく、結果的にワルファリンを人が服用しても血液凝固阻害作用以外には毒性の心配はないことがわかり、人での抗凝血薬としての臨床応用が一気に注目されるに至ったのです。自殺を図った人は人類に対してなんとも不思議な貢献をしたものです。

ワルファリンは今日では心筋梗塞、脳塞栓、肺塞栓、静脈血栓症など血栓がその病態を形成したり悪化させたりする疾患に対しての治療薬として大変に重要な薬となっています。

ワルファリンが血液凝固を阻害するメカニズム

ワルファリンの作用のメカニズムは、一九二九年にデンマークのヘンリック・ダムによって発見されたビタミンKの働きと関連しています。

まず、血液凝固がどのようにして起こるのかを簡単に説明しましょう。血管の壁に傷ができたり、あるいは、心臓の不整脈のために血流のよどみができたりすると血液が固まり血栓を作ります。血管の破れを塞ぐために血液が凝固して血栓を作るのは出血を止める目的なので私たちにとっては好ましい反応です。しかし、一方、動脈硬化で血管の壁に傷があったり、不整脈があったりすることでできる血栓は、心筋梗塞を引き起こしたり、脳塞栓や肺塞栓などの原因となり、私たちにとっては好ましくない反応です。

血液が凝固する時には、まず、血小板が凝集して塊を作り、次にその凝集塊の周囲をフィブリンという糸状の蛋白がセメントのように塗り固めます。このフィブリンは幾つかの血液凝固因子の働きによって作られます。血液凝固因子にはローマ数字で第Ⅰ因子、第Ⅱ因子というように番号が付いており、第Ⅵ因子は欠番ですが第ⅩⅢ因子まであります。

血液凝固因子の中で、第Ⅱ、第Ⅶ、第Ⅸ、第Ⅹ因子の四種類は肝臓で作られますが、それら

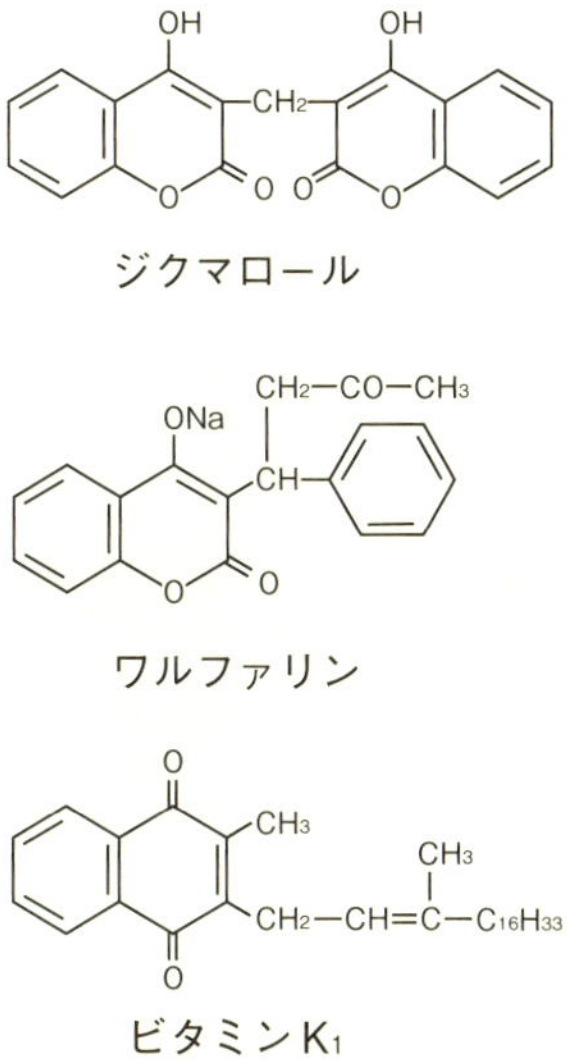

図11　ジクマロール、ワルファリンとビタミンKの化学構造
牛の出血を起こす原因となったジクマロールの化学構造、抗血栓薬のワルファリンの化学構造はいずれもビタミンK（図にはビタミンK1を示した）に似ている。

の合成にはビタミンKが必要です。従って、この四種類の凝固因子はビタミンK依存性血液凝固因子と呼ばれます。面白いことに、ワルファリンの化学構造はビタミンKの化学構造とよく似ています（図11）。ワルファリンは肝臓でビタミンKの働きを邪魔し、結果としてⅡ、Ⅶ、Ⅸ、Ⅹの凝固因子の生成を阻害するのです。

ワルファリンを服用するとビタミンK依存性血液凝固因子が不足するのでフィブリンが作れなくなり、血液凝固は抑制されます。このワルファリンの作用は心筋梗塞や脳塞栓の治療、予防に役立つのです。

ワルファリンの作用を弱める食物

ワルファリンがビタミンKの働きを邪魔することによって薬としての効果を発揮することを

先に書きました。このことは、ビタミンKが大量に存在するとワルファリンの効果が出にくくなることを意味します。

ワルファリン治療を受けている患者さんは食べ物に注意が必要です。ビタミンKを多く含む食物、例えば納豆やクロレラ食品などはワルファリンの効きを悪くする代表です。これらの食品を摂りすぎると、食物中のビタミンKがワルファリンの作用を打ち消してしまい、血液の凝固能が盛り返してきます。こうなると、ワルファリンを服用していても効きが悪いことになり、血栓症が悪化してしまう危険性があります。

医師や薬剤師はワルファリン治療中の患者さんには食品のとり方について指導することになっていますが、患者さんの方からも遠慮されずに相談されることをお勧めします。

9. ボツリヌス毒素

ボツリヌス中毒を乗り越えて

主なボツリヌス毒素製剤

薬剤名		適用
一般名	商品名	
A型ボツリヌス毒素	ボトックス、ボトックスビスタ	ボトックスは眼瞼痙攣、顔面痙攣、痙性斜頸、上肢痙縮、下肢痙縮など。 ボトックスビスタは65歳未満の成人において眉間の表情皺をとるのに用いる。
B型ボツリヌス毒素	ナーブロック	痙性斜頸

ボツリヌス中毒

ボツリヌス中毒はヨーロッパでは一〇〇〇年以上も前から知られている食中毒の一種であり、

ボツリヌス菌によって産生された毒素、ボツリヌス毒素が原因です。ボツリヌス毒素は「毒素」という言葉がついたその名前からわかるように、当初から一〇〇パーセント「毒」としての位置付けでした。それが二〇世紀半ば以降、今日では、ある種の病気の治療薬として使われる時代になりました。何故、毒が薬になれたのでしょう。不思議なボツリヌス毒素についてお話しましょう。

ボツリヌス菌の特徴は空気がない環境を好んで増殖することです。「ボツリヌス」という言葉はラテン語のソーセージ botulus（ボツルス）に由来していますが、このことからもわかるように、ボツリヌス菌は腸詰や缶詰、瓶詰などのような空気がない場所を好んで繁殖します。

一九八四年に熊本県の名物「からし蓮根」の真空パック製品が原因と考えられるボツリヌス中毒が起こり、十一名が亡くなるという痛ましい事故がありました。熊本のからし蓮根は、今から四〇〇年ほど前の徳川時代初期、熊本の初代藩主であった細川忠利という殿様が食が細く、病弱気味だったため、滋養強壮になる食べ物を差し上げたいと家来が考案したものだそうです。それが今では熊本の名物になっています。ゆでた蓮根の穴にからし味噌を詰め、そして蓮根に衣をつけたあと菜種油でからっと揚げてあるこのからし蓮根はとても美味です。

からし蓮根によるボツリヌス中毒は、真空パックで売られたもので起こりました。衛生管理がずさんな商品にボツリヌス菌が混入し、常温下での流通期間中に、空気がない場所を好むボツリヌス菌が増殖し、その結果産生された毒素をからし蓮根と一緒に食したために中毒が起こったと考えられています。

蜂蜜を赤ちゃんに与えたところ、ボツリヌス中毒になったという事件もあります。自然界の花の蜜を蜂に集めさせて作る蜂蜜中には、花が咲いていた場所の周辺にあったボツリヌス菌の芽胞がわずかながら混入していることがあります。成人が蜂蜜を食した場合には、仮にわずかな芽胞が腸内に到達して発芽しても、ボツリヌス菌は既に腸内に生息している他の圧倒的多数の腸内細菌によって殺されてしまいます。ところが乳児では腸内細菌叢がまだ充分発達していないため、蜂蜜中にわずかではあってもボツリヌス菌の芽胞が含まれていると、赤ちゃんの腸内でボツリヌス菌が増殖してしまうことがあり、ボツリヌス中毒を発症することがあるのです。このため、日本では一九八七年の厚生省通達により、一歳未満の乳児には蜂蜜の摂取を避けるよう指導がなされています。

ボツリヌス毒素の怖さ

このボツリヌス毒素は食中毒の原因として怖いだけではありません。炭疽菌や天然痘ウイルスなどと並んで生物戦争やバイオテロに用いられることが憂慮されている非常に強力な化学物質、生物兵器でもあるのです。その強さは一マイクログラムでマウス二〇万匹を殺すほどであり、世界最強です。

ボツリヌス毒素の毒性発揮のメカニズムを簡単に説明しましょう。まずボツリヌス毒素はどのようにして私たちの体の中に入るのでしょうか？　経口摂取されたボツリヌス毒素は、構造がたんぱく質ですから、吸収される前に消化酵素で分解されてしまうはずです。しかしながら、このボツリヌス毒素は特殊な成分で被われていて胃酸や消化酵素による変性や分解を免れるのです。このクレバーなメカニズムによって毒素は消化管から吸収され、体内に侵入してしまうのです。

毒素は特徴として神経に親和性が強く、末梢神経からのアセチルコリンの放出を阻害します。アセチルコリンを神経伝達物質としている神経には、運動神経や副交感神経がありますので、ボツリヌス中毒では運動神経や副交感神経の働きが麻痺するのです。

運動神経が麻痺すると骨格筋の麻痺が起こり、例えば呼吸筋が麻痺して呼吸ができなくなります。また、副交感神経が麻痺すると消化管の運動が麻痺して激しい腹痛や嘔吐が起こります。重症での死因は呼吸不全になりますので、中毒時には適切な呼吸管理の治療が大事です。

ボツリヌス毒素を治療に使う

ボツリヌス毒素が、近年、ある種の病気の治療薬として使われるようになりました。また、ボツリヌス毒素は美容のために皮膚の皺を取る若返り薬としても応用されるようになっています。
　ボツリヌス毒素の臨床応用を目指す基礎研究は一九六〇年代に米国を中心に始まりました。その第一人者で眼科医のアラン・スコットはボツリヌス毒素を世界で初めて斜視の治療に使いました。斜視とは、あるものを見ようとする時に左右の眼の視線がずれているような状態をいい、物が二重に見えてしまいます。原因は眼球を動かす筋肉のバランスが悪いために視線が目標からずれた方向に偏ってしまうのです。

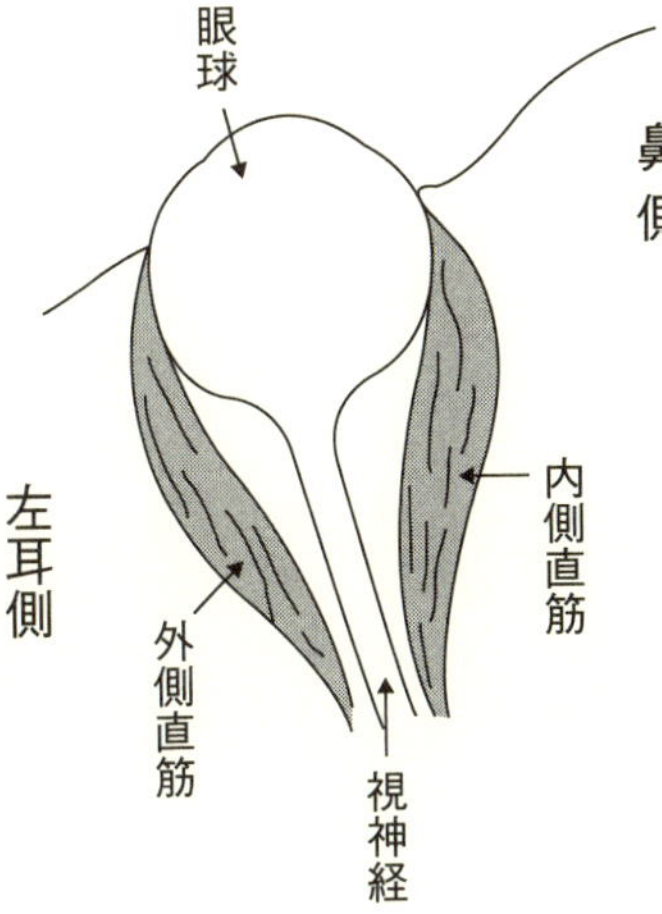

図12　左側の眼球、外側直筋、内側直筋の位置関係
眼球を上方から見た図を示す。

　ここでは左の眼に内斜視があると仮定して説明しましょう。左の眼球を左耳の方向に動かす筋肉を外側直筋、そして鼻側、すなわち内側に動かす筋肉を内側直筋といいます（図12）。何かの原因で左側の眼の外側直筋が麻痺してしまったと仮定しましょう。すると、左側の眼では、内側直筋の力が外側直筋の力を上回ることになるので、左側眼球は鼻側、つまり内側に偏位してし

まいます。いま、正面に置かれた物を見ようとした場合、右側の眼は対象となる物の方向を向くことができるのですが、左側の眼球は対象となる物の方向よりもさらに内側に向いてしまう内斜視の状態となり、患者さんは物が二重に見えてしまいます。

この場合、ボツリヌス毒素を左側の眼の内側直筋に注射して麻痺させ、外側直筋と内側直筋のバランスを回復させることにより内斜視を治すのです。

スコットによるボツリヌス毒素の斜視への応用の成功に引き続いて、様々な臨床応用が始まりました。瞼を閉じたり開けたりするときに働く眼輪筋という名前の筋肉があります。この筋肉が痙攣し、目を開けていられなくなる眼瞼痙攣という名前の病気があります。また、首の筋肉が強く収縮してしまい、首が固まって廻らなくなってしまう痙性斜頸という名前の病気もあります。このような病気では、痙攣したり、堅く収縮している筋肉にボツリヌス毒素が注射されます。

顔の小じわとボツリヌス毒素の関係については「はてな？」と思われる方も多いと思います。老化に伴い、私たちの額、眉間、目尻などには小じわが多くなり、深くなりますが、これには皮膚の下の小さな筋肉の収縮が関わっています。ボツリヌス毒素を使って皮膚の下の筋肉の収縮を取り去ってやれば小じわを取ることができるというわけです。数多くのハリウッドの大スターたちがこの美容法を受けたといわれています。

ボツリヌス毒素の薬としての応用は高齢社会を迎えて更に拡がりつつあります。例えば脳卒中で病変部位の脳の機能が消失したり弱ったりすると、手足の筋肉の緊張が過剰になって運動がうまくできなくなってしまったり、手の指、手首、肘、足首、膝などが曲ったり、伸びきったりした状態で固定してしまい、動かしにくくなってしまいます。脳卒中の後遺症としてこのような麻痺があると、患者さんの体位の変換や、排泄物の世話などにも支障が出ます。このような時に、ボツリヌス毒素を使うと筋肉の過剰な緊張が取れるので効果的なのです。手足の動きが柔らかくなるのでリハビリにも役立つし、介護もしやすくなります。専門家の調査によると、脳卒中の後遺症として筋肉の過剰な緊張がある患者さんの九〇パーセント以上でボツリヌス毒素が有効だそうです。

ユスチヌス・ケルナー医師の先見性

アラン・スコットは彼の論文の中で、今から約二〇〇年前に活躍したドイツの医師であるユスチヌス・ケルナーの名前を紹介しています。ユスチヌス・ケルナーは数多くのボツリヌス中毒の症例を詳細に調べ、その症状や経過などを報告しました。驚くべきことに、彼はその報告の中で、ボツリヌス毒素が将来治療薬として役立つ可能性があることを指摘しています。世界最強の毒を薬にする糸口を開いたこのドイツ人医師に敬意を表します。

10. デキストラン

スウェーデンの暖かな夏の日に

デキストラン製剤、血漿増量剤

薬剤名		適応症
一般名	商品名	
デキストラン	低分子デキストラン糖、低分子デキストランL、サヴィオゾール	代用血漿として急性出血の治療
ヒドロキシエチルデンプン	サリンヘス、ヘスパンダー	代用血漿として急性出血の治療

デキストランとは

これからお話しするデキストランは、非常にたくさんのブドウ糖（分子量一八〇）が直鎖状に、あるいは枝分かれしてつながってできていて、分子量は数十万から二、三〇〇万にもなる多糖類です。味の方はと言うと、ブドウ糖や蔗糖（砂糖）は甘いのですが、デキストランは舐めても甘くはありません。ちなみに、私たちが日常で使う砂糖、つまり蔗糖はブドウ糖と果糖（分子量一八〇）が一分子ずつ結合したもので二糖類です。

砂糖の原料になる植物には主に二つあって、一つはビートとか甜菜（てんさい）と呼ばれるサトウダイコンであり、もう一つはサトウキビ（甘蔗（かんしょ））です。サトウキビは熱帯、亜熱帯の高温多湿地帯で栽培されており、日本では鹿児島県の薩南諸島や奄美大島、沖縄県が主要産地となっています。

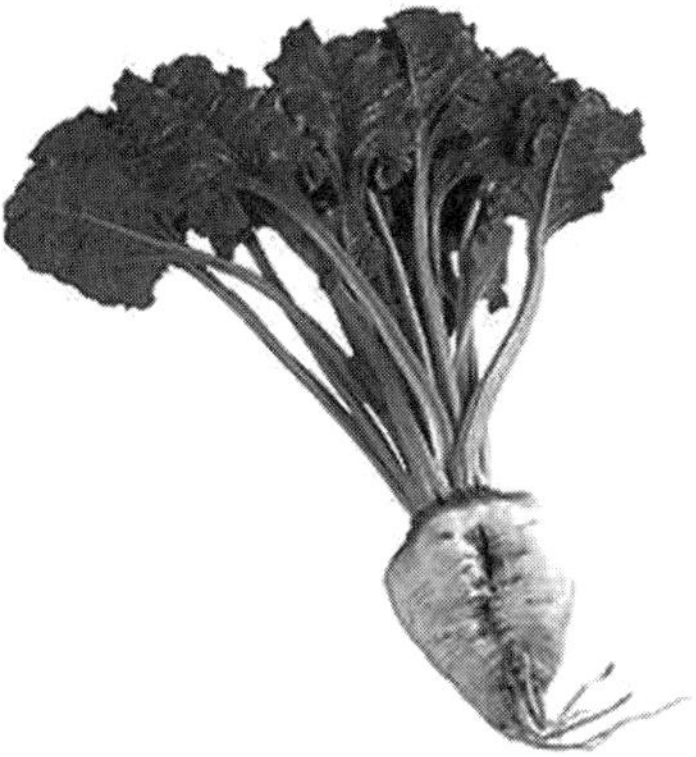

サトウダイコン
根の部分に蔗糖が含まれる。

一方、サトウダイコンは亜寒帯から寒帯の地域で多く栽培されており、日本では北海道が主たる産地で、北海道にはサトウダイコンを原料とする製糖工場が多く稼動しています。

これからお話しするデキストランは、サトウダイコンを材料にして砂糖を製造していたスウェーデンの製糖工場が開発の舞台の一つになっています。

血漿量を増やすデキストラン

デキストランが何に役立つ薬なのか簡潔にいえば、「大量出血やひどい熱傷により血管の中を循環する血漿成分を失ってしまったときに、血漿の代用剤になる薬である」ということです。

採血した血液から赤血球、白血球、血小板などの血球成分を除くと黄色がかった透明な液になります。この透明な液を血漿と呼びます。血漿には血液凝固因子、アルブミン、免疫グロブリンなどの蛋白質、種々のアミノ酸、ブドウ糖、遊離脂肪酸などの脂質、ナトリウムやカルシウム、カリウムなどのミネラル、それにもちろん水が含まれます。血漿を構成する成分のうちでは水が一番多く、血漿全体の九〇パーセントを占めます。

血管の中を流れる血漿成分のうち、蛋白質は分子のサイズが大きいので血管壁を通過できません。したがって、血漿中の蛋白質濃度は血管外の組織間液側の蛋白質濃度に比べるとずっと高くなっているのです。ちなみに電解質やブドウ糖、アミノ酸、それに水などは分子が小さく血管壁を自由に通り抜けられます。従って小さな分子の物質は、血漿中でも組織間液中でも濃度は同じです。

蛋白質が血管壁を通過できないということは大きな意味を持ちます。つまり、血管壁のような蛋白質を通さない膜があって、その両側での蛋白質の濃度が異なる場合、蛋白質濃度が高い側は蛋白質濃度が低い側から水を引き付け、水を保持する力、すなわち浸透圧を生じることになります。

蛋白質のような大きな分子のことをコロイドと言い、蛋白質によって生じる浸透圧をコロイド浸透圧と呼びます。血漿蛋白質の水分保持力によって血管の中を流れる血漿量が維持されるので、血液側と組織液側との間で酸素や栄養分、そして老廃物などのやりとりが滞りなく維持されるのです（図13）。

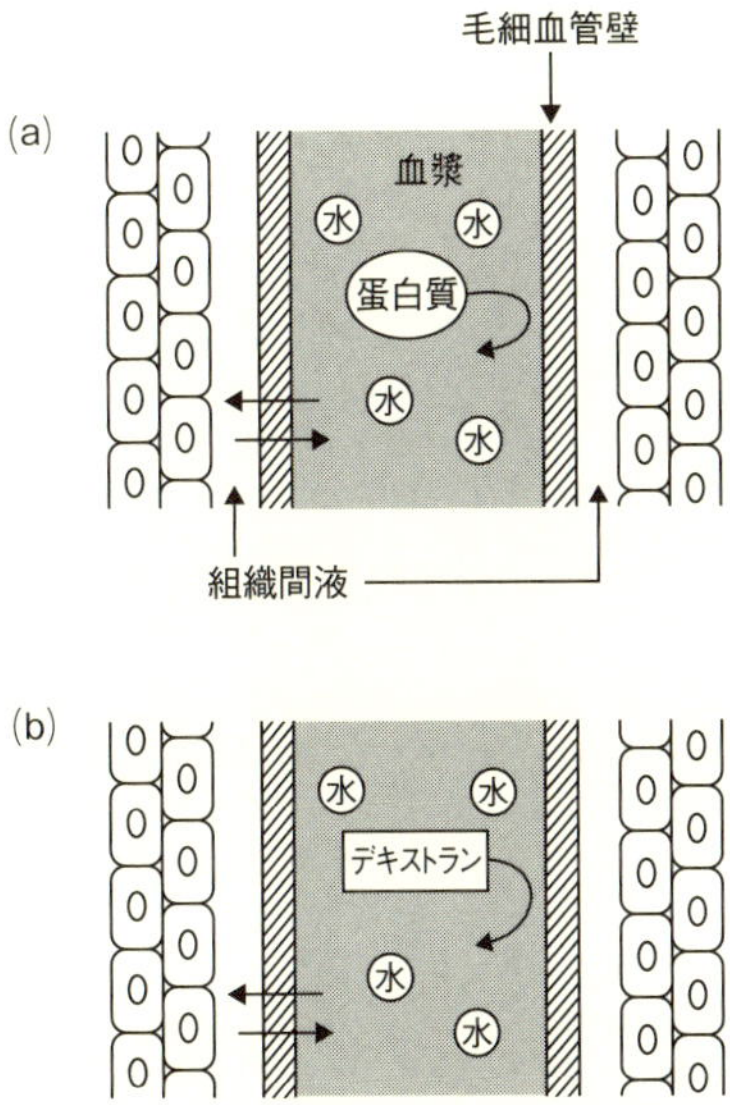

図13　血漿中の蛋白質やデキストランによる水の保持

(a)血漿中の蛋白質はコロイド浸透圧を生じて血管内に水を保持する。血漿の量が維持されることにより、栄養分や酸素の血管内から組織への移動、そして、老廃物や二酸化炭素の組織から血管内への移動がスムーズに行われる。

(b)血漿量が減少した場合、血管内にデキストラン溶液を補ってやれば、コロイド浸透圧が生じ、血管内に水が保持される。血管内と組織の間の物質のやりとりが維持される。

さて、この血漿が出血や熱傷などによって失われると、当然のことながら体の各組織は血漿に溶けている酸素や栄養分などを受け取れなくなり、また、組織が産生する老廃物を血漿中に排泄することができなくなります。結果として、組織の代謝は障害され、やがて死んでしまいます。このような場合には血漿量を速やかに回復してやる必要があります。

デキストランは多糖類で蛋白質並みに分子サイズが大きく、血管壁を通過することができません。ですから、デキストランを適当な液に溶解したものを注射で血管内に投与してやれば、デキストランが血漿蛋白質と同様にコロイド浸透圧を生じ、血管内に十分量の水を保持して、そこに電解質、ブドウ糖、アミノ酸などが溶け込んだ血漿が回復できるのです（図13）。

大量の出血がある場合には輸血をできるだけ速やかに行うことが必要です。しかし、輸血製剤がすぐには手に入らないような緊急時には、とりあえずデキストランを投与すれば組織の循環は保持されるのです。

デキストランは安価で、入手しやすく、感染の危険性も無く、また輸血時のように交差適合試験をする必要もありません。デキストランは緊急時の血漿増量剤として大変に重宝な薬なのです。

スウェーデンの暖かな夏の日に細菌が作ったもの

デキストランという物質がスウェーデンでサトウダイコンの絞り汁から見つかったのは、一九四〇年代でした。時代は折しも第二次世界大戦の真っ只中、ヨーロッパではナチスドイツによる侵攻が北欧にも及び、中立国であったスウェーデンでも必要物資の輸入が滞り、種々の生活必需品が極度に不足し始めた頃です。そんな中、自国で生産されるサトウダイコンを原料とする製糖産業は重要でした。スウェーデンでは国を挙げて、サトウダイコンからの砂糖の収率を上げること、砂糖の品質を向上させること、さらにはサトウダイコンからの砂糖以外の副産物の生産の可能性を研究することに大きな関心が持たれたのです。

そんな時代の要請があった中で、スウェーデン南部のスコーネ地方の製糖会社とウプサラ大学物理化学教室のアルネ・ティセリウス教授の研究グループとの間でサトウダイコンの絞り汁についての共同研究が始まりました。この二つの機関にはそれまでに長い共同研究の歴史があったので、サトウダイコンの研究もスムーズに着手されたようです。

一九四二年、たまたまその年の夏はスウェーデンにしては暖かい日が続きました。そんな夏のある日、ティセリウス教授は製糖会社から受け取ったサトウダイコンの絞り汁に極めて粘度の高い沈殿物ができていることに気がついたのです。そこで沈殿物について詳しく調べてみると、この物質は、絞り汁の中に紛れ込んだ Leuconostoc mesenteroides（ロイコノストック・メセンテロイデス）いう細菌が繁殖して蔗糖から生成した産物であり、その構造は多糖類のデ

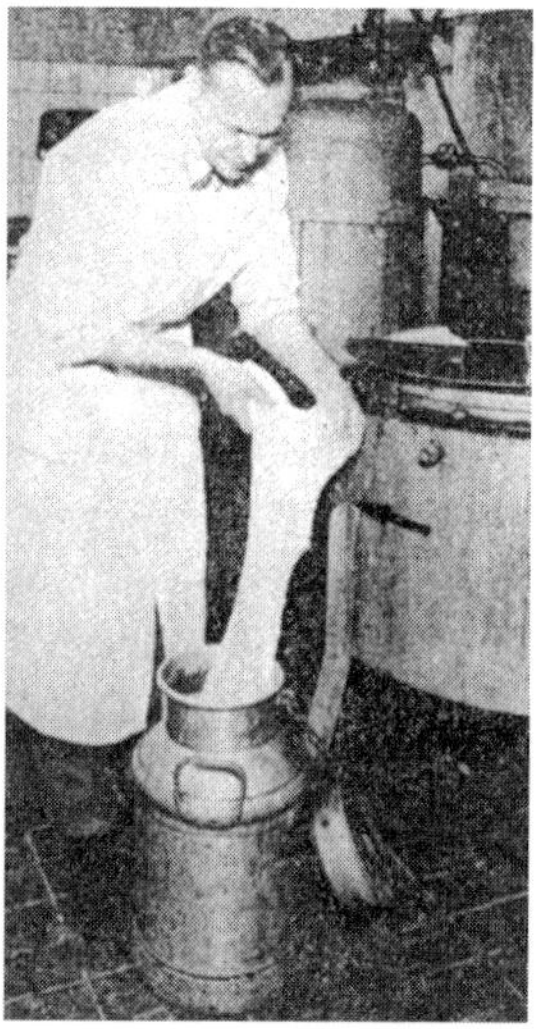

餅状のデキストラン
（Lundgren A.－高木俊夫・Clark J.訳－の論文より）

キストランだということがわかりました。

　サトウダイコンは畑で栽培され、それを土から掘り起こして収穫し、製糖工場で砂糖に製品化するのですから、製造過程のどこかで細菌が入り込むことはむしろ自然なことと思われます。あるいは、この細菌は大学への絞り汁の運搬、または、研究室での保管の過程で入り込んだのかもしれません。いずれにしても、絞り汁がかなり暖かい夏に取り扱われたことは確かでした。この年の夏の気温は、通常のスウェーデンの夏の平均気温摂氏一〇度前後よりはかなり高かったといいます。例年になく気温が高い特別な夏に共同研究が行われたために、ティセリウス教授は抽出液中に細菌の繁殖の結果生成された大量のデキストランを見つけたのだと考えられます。

デキストラン製剤の開発と朝鮮戦争

　デキストランがサトウダイコンの絞り汁から見つけられた後、研究室ではこの物質の応用、特に医療への応用に関心が持たれました。ちょうどこの頃、研究チームに医師のアンダース・グレンウオールが参加していたことが研究の方向性に大きな影響を及ぼしました。これには第二次世界大戦が始まり、負傷した兵士への代用血漿療法開発への期待が後押ししたこともあったようです。彼はデキストランを血漿増量剤として応用することに強い関心を持ったのです。

分子量が大きいデキストランは粘度が高く、そのままではとても人の体に注射では用いられません。グレンウォールの研究グループはデキストランを分解して分子量一〇万から二〇万程の低分子にすることで粘ちょう度を落としました。彼らは、精力的に病院での臨床試験を行い、何人かの患者で血漿増量剤としてのデキストランの有効性を確かめました。そして、一九四三年にはスウェーデン外科学会でデキストランの代用血漿としての使用に関連した講演を行ったのでした。

血漿増量剤を人に用いるにあたっては三つの条件が満たされていることが必須でした。まず、投与された血漿増量剤が血管の中にのみ留まり、血漿増量剤としての作用の外には何の作用も持たないこと、次に、血漿増量剤がアレルギー反応を起こさないこと、そして、三つ目に、血漿増量剤が体の中にいつまでも留まらずに、速やかに排泄されていくことです。

デキストランはこれらの条件を満たす良い薬剤でした。デキストランはまれに過敏症を引き起こすことがあり、注意が必要ですが、一般的には安全性の高い薬物であることが確認されました。また、投与されたデキストランのおよそ六〇パーセントは尿中へ排泄されて行き、残りは最終的に水と二酸化炭素になって体から消失し、体内蓄積作用はないということも分かりました。分子量が大きいデキストランには血液の粘ちょう性を高めたり、赤血球の凝集を高めたり、出血時間を延長させたりと、副作用の危険性があるのですが、分子量の小さいものには副作用を起こす危険性はほとんどないことも明らかにされました。

デキストラン製剤は第二次世界大戦の終結後の一九四七年にスウェーデンの製薬会社から医薬品として市販が開始されました。そして、市販後早々の一九四九年に、この薬は朝鮮戦争で多くの兵士の命を救うことになったのです。

11. ペニシリンとスタチン

抗生物質の力

主なペニシリン製剤

薬剤名		適応症
一般名	商品名	
ベンジルペニシリンカリウム	注射用ペニシリンGカリウム	黄色ブドウ球菌、レンサ球菌、淋菌、梅毒トレポネーマなどの感染症に有効。耐性菌に無効。
アンピシリン水和物	ビクシリン	黄色ブドウ球菌、レンサ球菌などのグラム陽性菌に加えて大腸菌、赤痢菌など一部のグラム陰性菌に有効。
アモキシシリン水和物	アモリン、サワシリン、パセトシン	抗菌力はアンピシリンに同じ。
ピペラシリンナトリウム	ペントシリン	アンピシリン、アモキシシリンが持つ抗菌作用に加えて、抗緑膿菌作用を持つ。

スルタミシリントシル酸塩水和物	ユナシン	アンピシリンとスルバクタムをエステル結合させたペニシリン。アンピシリン耐性菌に有効。
アモキシシリン水和物・クラブラン酸カリウム配合	オーグメンチン	アモキシシリン耐性菌に有効。

主なスタチン製剤

薬剤名		適応症
一般名	商品名	
プラバスタチンナトリウム	メバロチン	高脂血症、家族性高コレステロール血症
シンバスタチン	リポバス	高脂血症、家族性高コレステロール血症
フルバスタチンナトリウム	ローコール	高コレステロール血症、家族性高コレステロール血症
アトルバスタチンカルシウム水和物	リピトール	高コレステロール血症、家族性高コレステロール血症

ピタバスタチンカルシウム	リバロ	高コレステロール血症、家族性高コレステロール血症
ロスバスタチンカルシウム	クレストール	高コレステロール血症、家族性高コレステロール血症

抗生物質フザリン酸との出会い

私が医学部の学生時代のことです。基礎医学セミナーというカリキュラムで、学生はグループを作って基礎医学系の教官に付き、その教官の指導を受けることになっていました。

私は友人二人とともに、当時米国留学から帰られたばかりのH先生のセミナーを選択しました。H先生は「パーキンソン病の生化学」というテーマを私たちに与えられました。パーキンソン病は大脳基底核という脳の特定の部位でドパミンという神経伝達物質が減ってしまうことから起こる運動失調性の疾患です。高齢者に多く、手足の震えやこわばり、そして運動低下などの症状が出ます。

私たちはH先生の指導を受けてマウスの脳内のドパミンやノルアドレナリンの量を測定してみることにしました。その時、先生はフザリン酸という薬を私たちに使わせて下さいました。

「フザリン酸は、今、微生物化学研究所の梅澤濱夫先生と一緒に研究している抗生物質なんだ。

この薬には脳や神経でドパミンをノルアドレナリンに変化させるドパミンβ水酸化酵素を抑制する働きがある。君たちでこの薬をマウスに注射して、マウスの行動が変化するか、そして、マウスの脳の中のノルアドレナリンの量が変化するかを調べてみたらどうだね」とおっしゃったのです。梅澤濱夫といえば高校時代に岩波新書で読んだ「抗生物質の話」を書かれた有名な先生ではありませんか。

私たちはわくわくして実験に取り掛かりました。なにしろ、未知の脳の世界に踏み込むことができるのですから。平日だけでは時間に限りがあったので週末や夏休みも使って額に汗を流しながら調べたものです。残念ながら私たちの実験技術が未熟なせいか、薬の効果についての明確なデータは得られませんでしたが、脳の中を調べるという、基礎医学の魅力に浸れた貴重な時間でした。そして、抗生物質には脳や神経の働きを調節できるものがあるのだということを知り、自分の知識の世界がぐっと開かれた思いがしたものでした。

抗生作用の発見

一八七七年、フランスの微生物学者パスツールとジュベールは、無菌的なフラスコの中で炭疽菌を培養すると活発に増殖するが、フラスコの中に炭疽菌とは別の種類の細菌を入れると、炭疽菌は増殖できず死んでしまうことをみつけました。彼らは、微生物のような下等な生物間においても生存競争があり、ある微生物が他の微生物を殺したり弱めたりすることがあるという現象を発見したのです。これは微生物間の抗生作用（antibiosis）と名付けられました。

抗生作用については、経験的に知られていた側面もあるようです。中国では二五〇〇年以上も昔から、皮膚にできた化膿やおできの治療にカビが生えた豆腐を塗ったという記録がありますし、また、他の国々、地域においても化膿止めとして土を皮膚に塗ったという記録があります。

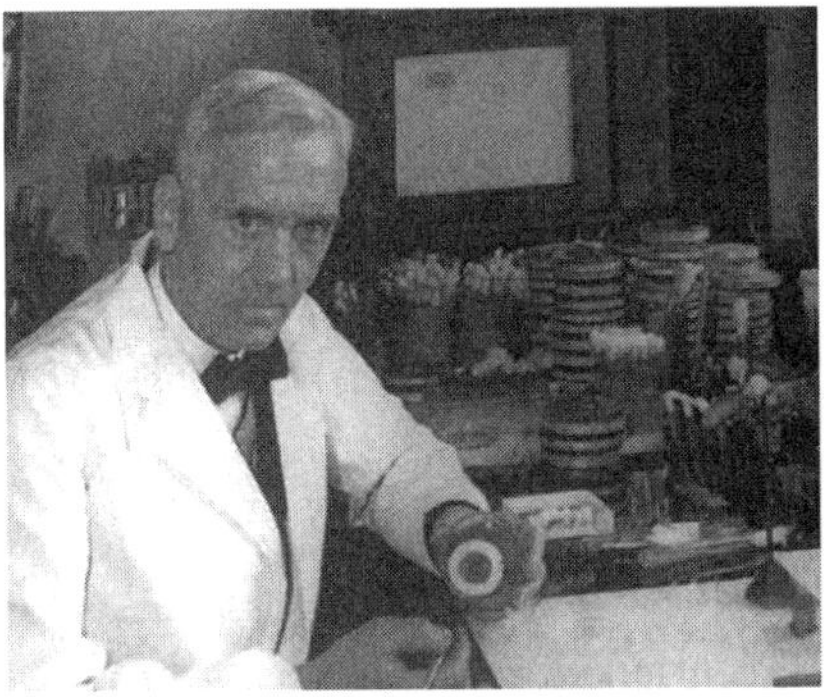
アレキサンダー・フレミング

フレミングによるペニシリンの発見

パスツールとジュベールによる微生物の抗生作用の発見から約五〇年後、イギリス・ロンドンのセントメアリー病院（St. Mary's Hospital Medical School）の医師アレキサンダー・フレミングは、ブドウ球菌の培養中に大発見をしました。

培地にブドウ球菌を塗っておくと培地上でブドウ球菌は増殖し、コロニーと呼ばれる円形の島のように見える菌の

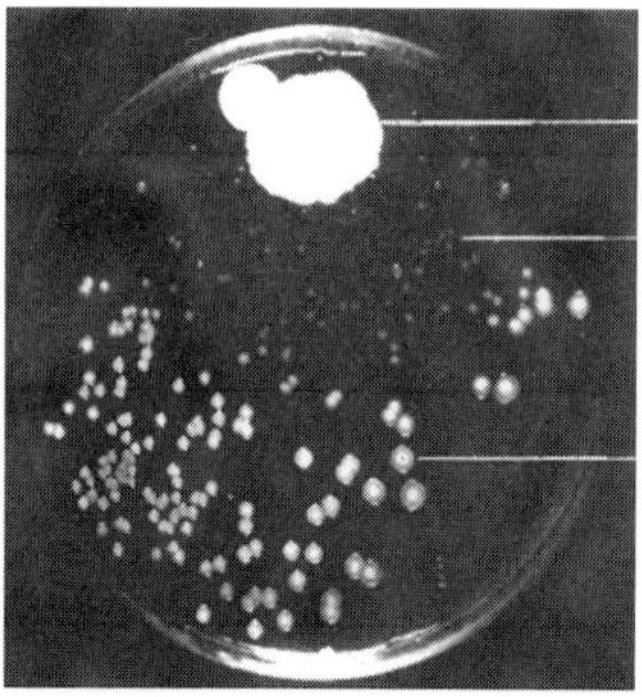

図14　青カビの周囲で溶けたブドウ球菌
（Fleming A.の論文より改変）

塊を形成します。培地の表面に菌の塊でできた丸い島がいくつもでき上がるのです。一九二八年のある日のこと、フレミングはいくつかの培養皿を実験台に置いて調べていました。彼は、「おやっ?」と思いました。培養皿の培地にはいつの間にかカビが緑色のコロニーを作っており、その周りではブドウ球菌のコロニーが溶けているのに気がついたのです（図14）。フレミングは緑色のカビがブドウ球菌を殺す物質を作っているのではないかと考えました。

彼は、とりあえず、緑色のカビの部分をへらで削り取って保管しました。フレミングはカビの専門家に依頼してカビの種類を調べてもらったところ、青カビの一種のペニシリウム・ノタートゥム（Penicillium notatum）という学名を持つものであることがわかりました。

後日、フレミングは青カビを肉汁中で培養して繁殖させ、肉汁液からカビを除去した濾過液にも抗菌作用があることを確認しました。これら一連の観察から、フレミングは青カビが抗菌力を持った物質を作って分泌していることを確信したのです。

フレミングは青カビを培養した肉汁の濾過液に「ペニシリン」という名前をつけました。フレミングはペニシリンを動物に投与する実験を実施して毒性や刺激作用がないことを確認し、一九二九年にBritish Journal of Experimental Pathologyに論文を発表、ペニシリンが細菌感染の治療薬としてヒトに使える可能性を報告したのです。しかし、フレミング自身は青カビの培養液からペニシリンを純粋な化学成分として抽出することには成功しませんでした。彼は医師としてペニシリンを感染症患者の治療に実際に使うところまでは行けませんでした。

ペニシリンを薬にしたフローリー

青カビの培養液から純粋な化学物質としてペニシリンを抽出することに成功したのはオーストラリア出身のオックスフォード大学病理学教授であったハワード・フローリーと生化学者のエルンスト・チェイン博士を中心とした研究チームです。

フレミングが所属していたセントメアリー病院と比べると、オックスフォードでは人材が豊富であり、ペニシリンに興味を持つ優秀な研究者とペニシリンガールズと称される仕事熱心な実験補助員が大勢研究チームに参加したのです。フローリーらは多段階の析出と濾過のステップを組み合わせることによって、青カビの培養液から高度に精製された、強力な抗菌力を持つペニシリンの粉末を得ることに成功したのです。

一九四一年、ペニシリンは初めて患者に使われました。患者は敗血症で瀕死状態にあった警察官でした。最初二〇〇ミリグラムのペニシリンが静脈注射され、以降三時間ごとに一〇〇ミリグラムが注射されました。治療開始二四時間後には患者の容態は目に見えて改善し、やがて患者の体温は平熱に戻り、気分も良くなって食事もとれるまでに回復したのです。

しかし、当時はペニシリンの大量生産法はまだ確立しておらず、予め準備しておいたペニシリンの備蓄は見る見る枯渇していきました。患者の一日分の治療に必要なペニシリンを用意するのに一〇〇リットルもの青カビ培養液が必要だったといいます。青カビを培養する容器も不足しており、牛乳瓶やらおまるやらが使われました。最初のペニシリン治療をうけた患者には患者自らの尿に排泄されるペニシリンを再回収して使ったということです。

十分な量のペニシリンが入手できないこのような状況でしたので、一時は回復の兆しのあった患者は治療開始一ヶ月後に残念ながら亡くなってしまいました。しかし、オックスフォードのチームはめげることなくペニシリンを作り続け、次の患者に対してはペニシリンの完全な治療成果が上げられるに至ったのです。

ペニシリンの劇的な治療効果が世の中に認められればその需要は一気に高まることは目に見えています。その前に解決すべき問題は何と言っても十分量のペニシリンをどうやって確保するのかということでした。英国では第二次世界大戦の最中ということもあり、ペニシリンの大量生産法を確立するには金銭的にも場所的にも厳しい制約がありました。そこで、オックスフォードのグループは連合国であったアメリカとの協力を決断します。アメリカでの研究はイリノイ州ペオリアで始まりました。

なにしろペニシリンは青カビが作る天然の物質です。青カビの仲間の中から少しでもたくさんのペニシリンを作る種類を選ばなくてはなりません。イギリスではペニシリンの生産にはフレミング以来の青カビ、ペニシリウム・ノタートゥムが使われて来ていましたが、アメリカではイリノイ州ペオリアで腐りかけのメロンから得られた別の種類の青カビがペニシリンの生産能力が高いカビとして見つけられました。

この新規の青カビのペニシリンの生産能力をさらに上げるために、色々な工夫改善が図られ、青カビにはエックス線や紫外線の照射が行われたり、培養液としてはトウモロコシの煮出し汁を加えたものが開発されたりしました。これらの工夫が効果を上げ、ペニシリンの生産能力は格段に増加しました。培養容器には四万リットルの醸造タンクが使われたといいます。物量で圧倒的に勝るアメリカならではのことです。このようにして一九四二年にはペニシリンの大量生産法が確立しました。

時は第二次世界大戦の真っ只中であり、ペニシリンの大量生産は大勢の兵士や市民の命を救

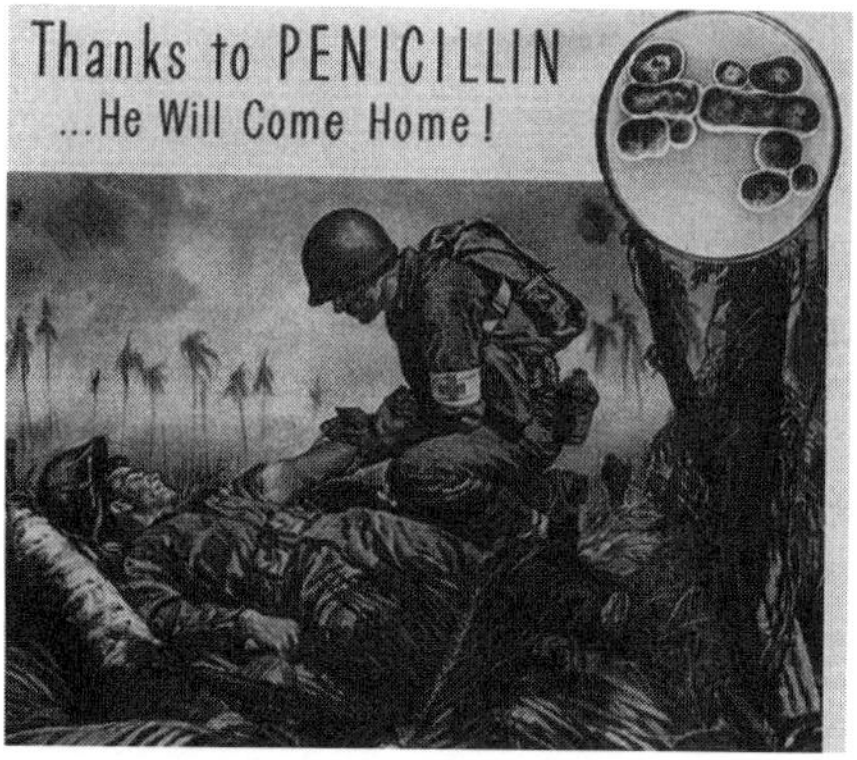

第二次世界大戦当時の米国の製薬会社
(Schenley Laboratories, Inc.)の広告挿絵
ペニシリンは連合国軍側の多くの兵士の命を救った。

いました。フレミング、フローリー、そしてペニシリンの化学構造を明らかにしたチェインには一九四五年にノーベル医学生理学賞が授与されています。

抗生物質ラッシュ

ペニシリンの発見以来、大勢の研究者が、世界のいたるところで土を掘り返したり、また、排水溝を流れる汚水を調べたりして有用な抗生物質を作る微生物の探索を試みました。その結果、一九四四年に結核の治療薬のストレプトマイシン、一九四七年に腸チフスやパラチフスの治療薬のクロラムフェニコール、そして一九四八年にペニシリンによく似た構造と作用を持つセファロスポリン、一九五二年にテトラサイクリンなど、続々と抗生物質が見つけられました。

ちなみにクロラムフェニコールはベネズエラで採取された土壌中のストレプトミセス属の細菌から、テトラサイクリンはアメリカ・テキサスの土壌中のストレプトミセス属から、セファロスポリンはイタリア・サルジニア（サルデーニャ）島沿岸の下水排水溝近くで採取したセファロスポリウム属菌から発見されています。

抗生物質には病原性微生物ではなく他の種類の細胞を殺すものもみつかっています。例えばがん細胞や免疫細胞を殺したり、あるいは大人しくさせてしまうものがあります。

ストレプトミセス属の細菌から、一九四〇年にアクチノマイシンDが見つけられたのを皮切りに、アドリアマイシン、ブレオマイシンなど抗がん作用を持つ抗生物質が続々と見つけられています。

また、一九七〇年代になると、免疫細胞であるリンパ球の活動を抑えるものが抗生物質の中から見つけられています。免疫抑制薬のシクロスポリンは、これを開発した会社（ノバルティス ファーマ社）の社員が休暇先のノルウェー南部、ハルダンゲル高原から持ち帰った土の中に含まれていたトリポクラジウムという真菌の一種から見つけられました。今日、世界各地で行われている心臓、肝臓、腎臓、骨髄などの移植手術にはシクロスポリンやタクロリムスなど免疫抑制作用を持った抗生物質がなくてはなりません。

遠藤章(あきら)博士と動脈硬化症治療薬、スタチン

抗生作用の考え方を推し進め、従来にはない画期的な薬を開発した研究者がいます。青カビから高コレステロール血症治療薬を発見した遠藤章東京農工大学名誉教授です。

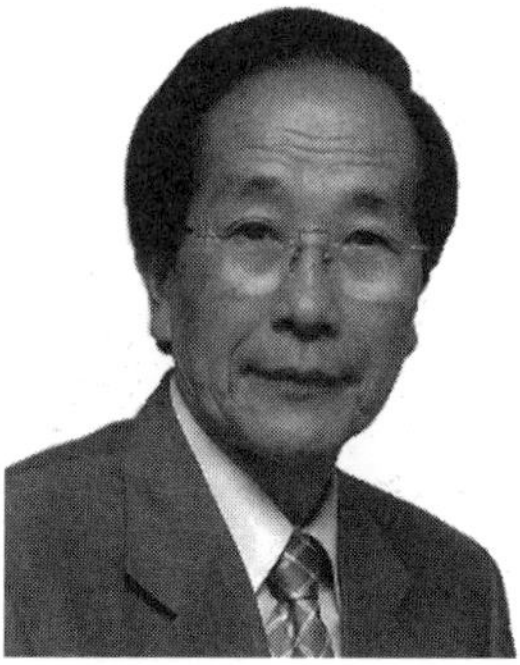

遠藤　章

　高コレステロール血症は動脈硬化の進展と密接に関係し、心筋梗塞や脳卒中の原因になっています。高コレステロール血症の患者数はアメリカやヨーロッパだけでなく、欧米型食習慣に近づいた日本でも多くなっています。平成二三年度の厚生労働省発表の日本における死因順位ではがんが一位で約三五万七〇〇〇人、二位の心疾患が約十九万五〇〇〇人、三位の肺炎が十二万五〇〇〇人、四位が脳血管疾患で約十二万四〇〇〇人となっています。心疾患と脳血管疾患を合わせると約三二万人となり、癌による死亡数に迫ります。

　高コレステロール血症があると血管壁の内膜にコレステロールが沈着して粥状（じゅくじょう）硬化症という動脈硬化が形成されます。粥腫（じゅくしゅ）と呼ばれる隆起性病変部分にはマクロファージや平滑筋細胞が浸潤してきており、これらの細胞が血管壁に沈着しているコレステロールを取り込みます。その結果、マクロファージや平滑筋細胞は変性し、脆くなった壊死巣が形成されるのです。粥腫部分が大きくなって血管内腔を狭窄、閉塞させたり、壊死巣が破裂して血栓となって血管を閉塞したり、動脈壁の解離を作ったりします。

　この粥腫の形成に関与するコレステロールが悪玉コレステロールとして有名なＬＤＬコレス

テロールです。LDLは低比重リポ蛋白質（low density lipoprotein）のことで、このLDLによって血液中を運ばれるコレステロールが悪玉のLDLコレステロールです。

コレステロールは悪い役を演じるだけの物質ではありません。私たちの細胞膜成分を構成したり、ステロイドホルモンの材料になったりと、体にとってなくてはならない大変に重要な働きをする物質です。遠藤は、「コレステロールは基本的には生物にとって大変に重要な働きをする成分であるから、このコレステロールの合成を抑制するような物質を作って抗生作用を及ぼそうとするカビやキノコがあるに違いない。このような物質が見つかれば高コレステロール血症を治療できる薬が開発できる」と考えました。

血液中の悪玉LDLコレステロールを下げてやれば動脈硬化が防止でき、恐ろしい心筋梗塞や脳卒中などの発生を予防することができるのです。コレステロールの産生の場は主に肝臓ですが、このコレステロール合成を抑制する抗生物質をみつければ健康で長生きできる人が増えるに違いないのです。

遠藤は三共（現・第一三共）の研究所に在籍していた一九七〇年頃、カビとキノコに絞って、コレステロール合成の阻害物質を見つける方針を立てました。カビからの探索を決めた理由の一つは、ペニシリンのようなカビから見つかった抗生物質には副作用が少ないことでした。また、遠藤は秋田県の生まれで、幼い頃からカビやキノコに接する機会が多く、親しみがあったことも理由になりました。

遠藤章の著書『自然からの贈り物』から、彼が少年時代にキノコに親しんだエピソードを一つ引用しましょう。

「筆者の家では以前からハエトリシメジというキノコをハエ取りに用いていた。生のキノコを裂いて皿に載せ、部屋のあちこちに置くと、ハエが群がってきた。キノコに止まったハエは、しばらくするとキノコから転げ落ちるようにして死んだ。祖父の話から、ハエトリシメジはおいしいキノコで、人間には無害なことを知った。（中略）中学時代から、人間に無害なうえにおいしいハエトリシメジがハエを殺すことに興味があった。高校2年次のお盆すぎには、ハエトリシメジの殺ハエ成分が水溶性の物質であることが簡単な実験でわかった。水で煮たハエトリシメジはハエを殺さなかったが、煮汁を残飯と混ぜて皿に載せておくと、ハエが群がり、死んだのである。」

遠藤は六〇〇〇株ものカビやキノコを培養して調べた結果、一九七三年に、コレステロール合成ステップの最も重要な酵素であるHMG-CoA還元酵素を阻害する物質ML-236Bを青カビの一株から見つけたのです。この青カビは京都市内の米穀店の米から分離されたペニシリウム・シトリウム（Penicillium citrinum）でした。

コレステロール合成阻害作用を持つML-236B（ML-236Bは英国研究者が抗菌薬として発見

したコンパクチンという物質と同じであることが判明したので、以後、遠藤はML-236Bをコンパクチンと呼ぶことに決めた）を人間に用いることについての不安材料は、コレステロールは生体で大変に重要な機能を担う物質であり、そのような物質の合成を抑えると薬の毒性が出てきてしまうのではないかというものでした。

コレステロールはヒトの体では細胞膜の構成成分ですし、また、副腎皮質ホルモン、女性ホルモン、男性ホルモンなどのステロイドホルモン、肝臓で合成される胆汁酸、神経組織に含まれるミエリンなどの材料として生体にとってなくてはならない働きをしています。幸い、ML-236B、すなわちコンパクチンはこれらのコレステロールの役割には悪い影響を及ぼすことはなく、高コレステロール血症を是正する働きだけを発揮したのです。

コンパクチンの血清コレステロール低下のメカニズムも明らかにされました。肝臓でのコレステロールの合成がコンパクチンによって阻害されると、肝臓ではコレステロールが不足することになります。そのため、肝臓は血清中に存在するＬＤＬコレステロールを肝臓にたくさん取り込んで、このコレステロール成分を利用するようになります。その結果、血清ＬＤＬコレステロールレベルが減少するのです。

遠藤はフレミングと同じく青カビから目的の化学物質を得ましたが、その発見に至る過程はフレミングの場合とは大きく違っています。遠藤は始めに高コレステロール血症の治療薬を探すという一大目標を明確に定め、その目標に向かってあまたの候補物質を丹念に検索していくという手法をとったのです。

遠藤のコンパクチン発見に刺激されて、コンパクチン類似の物質の中から高コレステロール血症治療薬を見つける試みが世界中で続々となされました。現在ではプラバスタチン、フルバスタチン、アトルバスタチン、ピタバスタチンなど「スタチン」製剤として世界中の製薬会社から販売され、年間の総売り上げは数兆円、ペニシリンに勝るとも劣らぬメジャーな薬となっています。「スタチン」は「動脈硬化症治療のペニシリン」として、高コレステロール血症を是正し心筋梗塞や脳卒中を防ぐのに役立っている薬なのです。

ペニシリンの抗菌メカニズム

抗生物質が病原微生物やがん細胞などを攻撃するそのメカニズムは様々です。基本的には核酸や蛋白質の合成、あるいは細胞壁、細胞質膜の破壊など、細胞が発育増殖するために必須の機能や構造が抗生物質の攻撃目標になります。

抗生物質の代表としてペニシリンがどのようにして病原細菌を殺すかについてお話ししましょう。

ここではペニシリンによるブドウ球菌の攻撃を例にして説明します。

ブドウ球菌は単細胞生物です。そこで、ブドウ球菌は自分の身を外界から守るために細胞質膜の外側に「細胞壁」という鎧(よろい)のような構造を持っています。細胞質膜に囲まれただけのブドウ球菌はとても弱いので、細胞壁は外側からこれを包んで守る役をしているのです

ペニシリンはブドウ球菌の細胞壁合成にあずかる酵素を阻害するので、ブドウ球菌は細胞壁を作れなくなってしまいます。細胞壁が合成されないとブドウ球菌の菌体が「鎧」で覆われなくなってしまうため、ブドウ球菌は外界刺激で簡単に壊れ死滅してしまうのです。

私たち動物の細胞には細胞壁という構造はありません。従って、ペニシリンは人間には全く毒性を及ぼさない安全な薬です。人で稀にある副作用は、ペニシリンで起こるアレルギー反応だけといっても良いほどです。

12. ブロモクリプチン（麦角（ばっかく）アルカロイド）

悲惨な麦角中毒が残した財産

麦角系の薬物

薬剤名		適応症
一般名	商品名	
ブロモクリプチンメシル酸塩	パーロデル	乳汁漏出症、高プロラクチン血性排卵障害、高プロラクチン血性下垂体腺腫、パーキンソン症候群、末端肥大症
ペルゴリドメシル酸塩	ペルマックス	パーキンソン病
カベルゴリン	カバサール	乳汁漏出症、高プロラクチン血性排卵障害、高プロラクチン血性下垂体腺腫、パーキンソン病
エルゴメトリンマレイン酸塩	エルゴメトリンマレイン酸塩「F」	子宮収縮の促進ならびに子宮出血の予防

メチルエルゴメトリンマレイン酸塩	メチルエルゴメトリン、メテルギン	子宮収縮の促進ならびに子宮出血の予防
ジヒドロエルゴタミンメシル酸塩	ジヒデルゴット	片頭痛、起立性低血圧

母性を象徴するプロラクチン

プロラクチンという乳汁分泌を刺激するホルモンがあります。プロラクチンは私たちの脳の中にある脳下垂体という場所で作られます。

女性ではプロラクチンの分泌は妊娠とともに増加し分娩時に最高レベルに達します。産後は赤ちゃんへの授乳による乳首の吸引刺激で分泌が起こり、乳腺に働いて乳汁の産生と分泌を高めます。プロラクチンにはもう一つの大切な働きがあって、卵巣に働いて排卵を抑制します。つまり、母親が子供に授乳している期間はプロラクチンが分泌され、排卵がストップするので、母親は避妊状態となるわけです。それで母親は産後しばらくは赤ちゃんを育てるのに集中できるようになっているのです。このようなことからプロラクチンは「母性を象徴するホルモン」とも表現されています。

面白いことに、卵を産む鳥にもプロラクチンが存在することがわかっています。鳩の喉の奥の食道の壁には嗉囊(そのう)腺という器官があって、鳩はここで乳のような分泌物、嗉囊乳を作ります。鳩のプロラクチンは、この嗉囊乳の分泌を刺激するのです。鳩の場合は雛を抱く行為がプロラクチンの分泌刺激になります。鳩はつがいの一方が巣で雛を抱えていると、他方の親がその姿を見るや、プロラクチンの分泌が始まるといいます。こうして、親鳥は分泌された嗉囊乳を雛の口のなかに吐き出してやるのです。

プロラクチン分泌に影響する因子

人でのプロラクチンの分泌は実にたくさんの要因によって影響を受けています。まず、プロラクチン分泌を促進する主な要因としては、妊娠、授乳、性交、エストロゲン（女性ホルモン）、睡眠、運動、ストレス、などがあります。また、プロラクチン分泌を抑制する因子としてはドパミンが知られています。

プロラクチン分泌を抑制するドパミンについては、今後の話の展開の中で重要な役割をすることになるので少し詳しく説明することにしましょう。

間脳の視床下部からはドパミンがホルモンとして血中に放出され、血流によって脳下垂体に運ばれます。ドパミンが脳下垂体のプロラクチン産生細胞のドパミン受容体に結合して「プロラクチン分泌を抑制せよ」という命令を伝え、プロラクチン分泌を抑制します。ドパミンには

「プロラクチン放出抑制ホルモン」という名前がついています。

プロラクチン分泌を抑える薬、ブロモクリプチン

脳下垂体のプロラクチン産生細胞が腫瘍化し、大量のプロラクチンが分泌されることがあります。この時、血中のプロラクチン濃度が高くなるので高プロラクチン血症になり、症状として、女性では乳汁漏出（授乳に関係なく乳汁が分泌される）や無月経、男性では女性化乳房やインポテンスなどが出てきます。

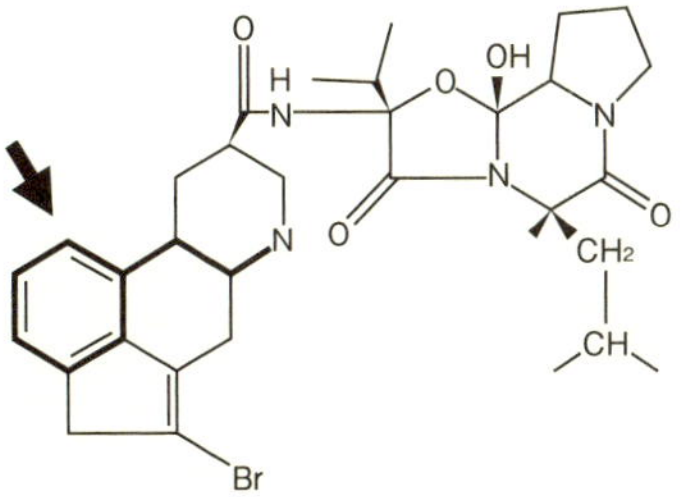

ブロモクリプチン

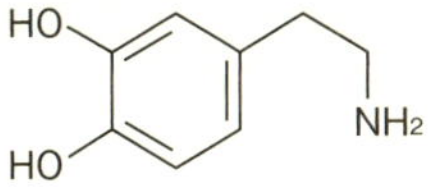

ドパミン

図15　ブロモクリプチンとドパミンの化学構造
ブロモクリプチンの化学構造の太線部分（矢印部分）にドパミンの構造が内在している。

この場合にはブロモクリプチンという内服薬が腫瘍細胞からのプロラクチン分泌にブレーキをかけるために用いられます。ブロモクリプチンの化学構造はドパミンの構造を内包したような形になっており、ドパミン受容体に結合して作用を発揮するのです（図15）。

ブロモクリプチンは「麦角アル

カロイド」の化学構造を土台にして人工的に合成された薬です。以前、ヨーロッパなどではライ麦に寄生するカビの一種の麦角菌によって食中毒が発生したことがありました。この麦角菌の菌核である麦角からは種々のアルカロイド（窒素原子を有するアルカリ性の有機性物質のことで、自然界に由来する薬物にはアルカロイドが多い）が見つかり「麦角アルカロイド」と名づけられたのです。

麦角中毒では、症状として乳汁の分泌が止まってしまった人が大勢出たことからアルカロイドの中から乳汁分泌を抑制する薬物が見つけられるのではないかと考えられたのです。

麦角中毒は多くの人を苦しめましたが、中毒症状を引き起こした麦角アルカロイドからはいくつもの薬が見つけられ、薬物を世に出す「宝庫」にもなりました。麦角に関する興味深い話をまとめておきます。

麦角中毒

麦角と人間との付き合いは大変に長いものがあります。紀元前六〇〇年頃にはメソポタミア北部に住むアッシリア人により、ライ麦の穂につく有毒な黒い角状の部分が記録されています し、また、紀元前四〇〇～三〇〇年には、パルシー教徒の聖典に、有毒な草の中毒で妊婦が流産を起こしてしまうことが記録されています。

中世のヨーロッパやロシアでは、ライ麦の作付けが広く行われました。このライ麦に麦角菌の胞子が風や昆虫によって運ばれて来て、ライ麦の穂の花の子房に寄生すると、二〜三センチメートルの長さになる蹴爪の形に似た黒色の菌核、すなわち麦角ができます。

この麦角で汚染されたライ麦の粉を使って作られたパンを食べたために、悲惨な食中毒がしばしば起こりました。食中毒は小作農から多く出たといいます。貧しい生活にあえぐ小作農たちは、黒変した質の悪いライ麦粉であっても食べざるをえなかったのでしょう。当時は飢饉も多く、飢餓による死も隣り合わせだったのです。

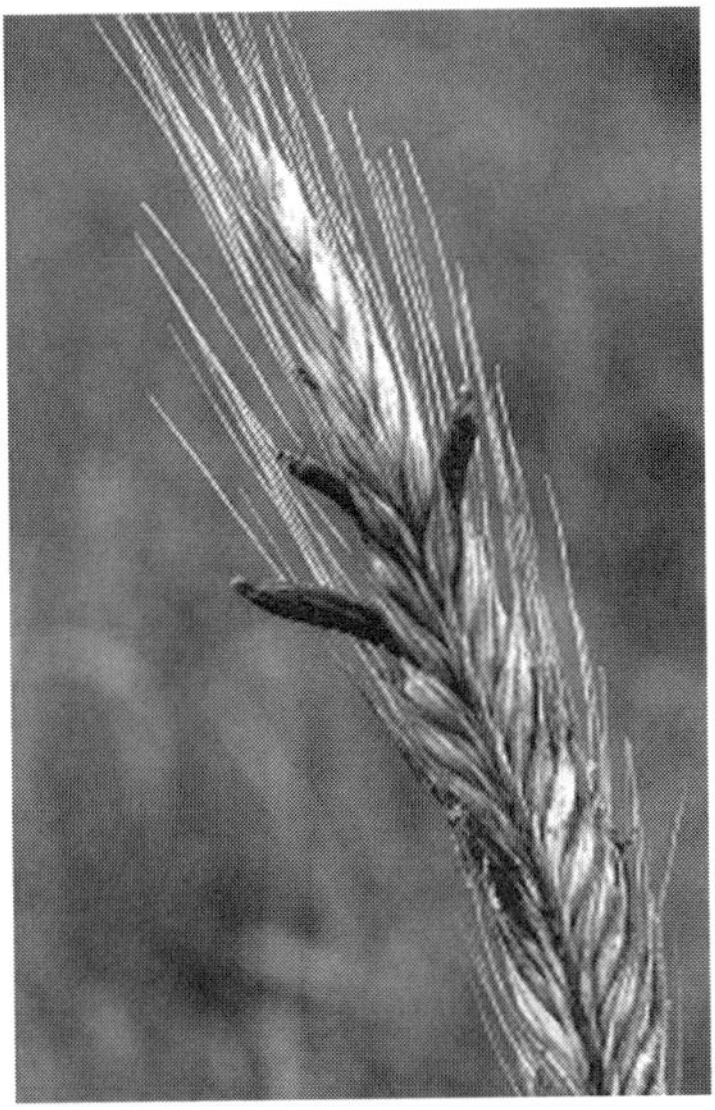

ライ麦の麦角
黒色の菌核が見られる。（日本薬学会ウェブサイト「今月の薬草」より転載）

麦角中毒の症状は多彩でした。手や足の焼けるような感覚から始まり、四肢が炭のように黒変して腐って行き（壊疽）、そしてやがてはミイラ状になって血を流すこともなく四肢が脱落する。あるいは、妊娠した女性では流産が起こったり、授乳中の女性のお乳の出が止まったりする。また、さらにはてんかんのような痙攣発作が生じたりする。九四四年にフランスで発生した中毒では四万人もの人々が死んだと記録されています。

イタリアのジロラモ・フラカストロがペストや梅毒の流行などについて伝染説を唱えたのが十六世紀の半ばであり、微生物を見ることができる顕微鏡がオランダのファン　レーウェンフークによって作られたのは十七世紀後半になってからです。中世の一般の人々は、手足が焼けるように痛んだり、手足が壊疽になって脱落したり、お乳の出が急に止まったり、流産が起こったりするこの悲惨な病気の原因が麦角菌というカビに関係していることは知る由もありませんでした。

人々は焼けるような灼熱感や痛みを生じ、やがては手足が焼け焦げたように黒変して行くこの病気を「聖なる火（Holy fire）」とか「聖アンソニーの火（St. Anthony's fire）」と呼びました。中世ヨーロッパでは、聖アンソニー（St. Anthony）は伝染病などの病気から人々を守る聖人として崇められていました。奇妙な流行病で苦しむ人々は聖アンソニーを祭る聖堂に助けを求めました。すると不思議なことに、患者の中には実際に快復が見られたことが少なからずあったといいます。この理由としては、聖地への巡礼で食生活が変わったことと、聖堂で支給されたパンが麦角で汚染されていない良質のライ麦でつくられたものであったためと考えられます。

麦角菌のライ麦への寄生は降水量、湿度、温度などの気候条件によって影響されますし、また、麦角に汚染されたライ麦であっても製粉法によってパンに持ち込まれる毒素の量が変わって来ます。「聖アンソニーの火」の原因が麦角中毒であることがわかったのは十七世紀後半になってのことでした。

麦角アルカロイドの医療への応用

このような歴史を持つ麦角でしたが、十八世紀後半のフランスではお産を促進させるために麦角の煎じ薬が産婆によって用いられました。そして、その後、この薬に興味を持った医師がお産に使い始め、やがてオランダ、アメリカへと広まりました。流産を起こさない程度の量の麦角を使って子宮を収縮させ、お産を促進させるという目的で使ったのでしょうが、危険と隣り合わせの使用法でした。

二〇世紀に入り、この麦角から見つけられたのが、数多くの種類の麦角アルカロイドと呼ばれる活性成分であり、代表薬はそれぞれ一九二〇年と一九三五年に精製されたエルゴタミンとエルゴメトリンです。麦角アルカロイドの仲間の薬は、血管収縮作用、子宮収縮作用、中枢神経興奮作用などを有しており、これらの薬理作用が、それぞれ、血流不足による手や足の壊疽、子宮の過剰な収縮による流産、そして痙攣といった「聖アンソニーの火」の症状を説明します。

現在、血管収縮作用が強いエルゴタミンは偏頭痛の治療薬として用いられます。偏頭痛の原因には脳内の血管拡張が関わっているため、エルゴタミンの血管収縮作用が治療に役立つのです。また、エルゴメトリンは子宮収縮薬として胎児娩出後の子宮出血を防いだり、産後の子宮を早く復旧させる目的で使われます。

麦角アルカロイドの基本構造から合成された有名な化学物質に上述したブロモクリプチンがあります。ブロモクリプチンはα－エルゴクリプチンの構造に似せて合成されています。また、もう一つの有名な化合物、幻覚作用を持つＬＳＤ（d-lysergic acid diethylamide リセルグ酸ジエチルアミド）は麦角アルカロイドの研究を行っていたスイスの製薬会社の研究員によりｄ－リセルグ酸から合成されました。ＬＳＤは日本では麻薬に指定されていますが、この薬が将来、臨床応用されるかどうかは現時点では不明です。

薬が原因の高プロラクチン血症

赤ちゃんもいないのに、ある日急にお乳が出始めた、といったら驚きです。このような症状は血液中のプロラクチン濃度が異常に高くなると起こります。高プロラクチン血症の原因としては視床下部の障害によるドパミン不足や脳下垂体のプロラクチン産生細胞の腫瘍がありますが、この他に「薬剤の副作用」による場合もあるので要注意です。

薬剤が原因で高プロラクチン血症になってしまうとは一体どんなことなのでしょう。幾つかの病気の治療に使われる薬の中には、実は、私たちの体の中のドパミンの働きをストップさせるような薬剤があります。このような薬剤を服用すると、プロラクチン分泌にブレーキがかからなくなってしまうので、結果としてプロラクチン分泌が増加することになります。

具体的にどんな薬に高プロラクチン血症を引き起こす可能性があるのでしょうか。薬剤は二つのグループに分けられます。

一つ目のグループには、一部の制吐薬（吐き気止め）や一部の胃・十二指腸潰瘍治療薬、あるいは多くの統合失調症治療薬などが含まれます。このグループの薬物はドパミン受容体を遮断することにより、吐き気をとめたり、統合失調症を改善させたりといった薬効を発揮しますが、同時に脳下垂体のプロラクチン産生細胞のドパミン受容体を遮断する結果、プロラクチン分泌を過剰にしてしまうのです。

二つ目のグループは脳内のドパミン含量そのものを減少させる薬です。降圧薬の中にこのような作用をするものがあります。例えばレセルピンやメチルドパといった降圧薬がこの作用を有します。これらの薬には、交感神経に蓄えられているドパミンやノルアドレナリンを枯渇させる働きがあります。レセルピンやメチルドパなどの薬剤は視床下部のドパミンを枯渇させ、視床下部からのドパミンの分泌を低下させるので、脳下垂体でのプロラクチン過剰分泌が起こることになります。

「吐き気があったのでかかりつけの先生にみてもらい、処方された薬を飲んでいたらお乳が出るようになりました」ということがありうるのです。しかしあわてることはありません。このような場合、まずやるべきことは、原因になっている薬の服用をただちに中止することです。やがてお乳の出は消失するのです。

高プロラクチン血症の副作用がここに挙げた薬物で必ず起こるというわけではありません。薬の用量や服用期間、そして患者さん個々の体質により異なることなので、主治医や薬剤師に相談しながら服用していくことが大切です。

Ⅲ 爆薬、化学兵器に関連する薬たち

13. ニトログリセリン

“No, I don't know.” とニトログリセリン

主な硝酸薬（ニトログリセリン、硝酸イソソルビド）

薬剤名		適応症
一般名	商品名	
ニトログリセリン	ニトログリセリン、ニトロペン、バソレーター、ミリスロール、ミオコール、ミリステープ	狭心症、心筋梗塞
硝酸イソソルビド	ニトロール、サークレス、フランドル	狭心症、心筋梗塞
一硝酸イソソルビド	アイトロール	狭心症
亜硝酸アミル	亜硝酸アミル	狭心症

一酸化窒素が体の中で働いている

米国ニューヨーク州立大学のロバート・ファーチゴットは一九八〇年にウサギの胸部大動脈の血管標本を使って次のような実験を行い興味深い現象を見つけました。

彼はまず血管収縮剤のノルアドレナリンを使って血管を強く収縮させておき、この血管にアセチルコリンを投与すると血管が弛緩することを観察しました。次に彼は、この血管の一番内側の層、つまり、血管内皮細胞層を丁寧に剥がしてから最初と同じ実験を行ってみました。すると今度はアセチルコリンを投与しても血管は弛緩しなかったのです。

彼は、この結果から、アセチルコリンは血管の内皮細胞に作用して、血管を弛緩させる物質を生成、放出すると考えました。ただ、この時点では放出される物質の本態まではわからず、この未知の物質は、とりあえず内皮細胞由来血管弛緩因子と呼ばれました。

その後、カリフォルニア大学ロサンゼルス校のルイス・イグナロや英国サンガー研究所のサルバドール・モンカダらの研究グループにより内皮細胞由来血管弛緩因子は一酸化窒素というガスであることが証明されたのです。そしてさらに、一酸化窒素が血管を弛緩させるメカニズムについても米国バージニア大学のフェリド・ムラドらにより明らかにされました。一酸化窒素が我々の体の中で大切な役割を演じているという発見は当時の多くの研究者に驚きをもって受け止められました。

アセチルコリンが一酸化窒素によって血管を弛緩させるメカニズム

アセチルコリンが血管を弛緩させるメカニズムは次のように説明されます。アセチルコリンが血管内皮細胞の受容体に結合すると、血管内皮細胞では一酸化窒素合成酵素の活性が高まって一酸化窒素が合成されます。この一酸化窒素が内皮細胞から放出されて血管平滑筋層まで拡散して行き、平滑筋細胞の中に入ります。一酸化窒素は平滑筋細胞の中でサイクリックＧＭＰという物質を増加させます。このサイクリックＧＭＰが血管の平滑筋を弛緩させ、血管壁自身にも弛緩を生じるのです（図16）。

従来、我々の体の機能を調節する物質としては数多くの神経伝達物質やホルモンなどが知られていましたが、一酸化窒素のようなガス体が調節因子として機能していることがわかったのは初めてのことで、この発見は閉じていた窓を開け放つ画期的な研究成果だったのです。

No, I don't know でノーベル賞

ファーチゴット、ムラド、イグナロの三人は、生体内での一酸化窒素の生成メカニズムとその役割を解明した功績により、一九九八年にノーベル医学生理学賞を受賞しました。私はイグナロ博士と食事を御一緒したことがあります。その折での博士のジョークです。

「私は研究が始まったばかりの頃、セミナーで大学院生から『内皮細胞由来血管弛緩因子の正体は何だと思いますか』と質問されたことがある。その時私は、〝No, I don't know.〟と答えた。内皮細胞由来血管弛緩因子がＮＯ（nitric oxide、一酸化窒素）だと、私は初めから言っていたんだ。」

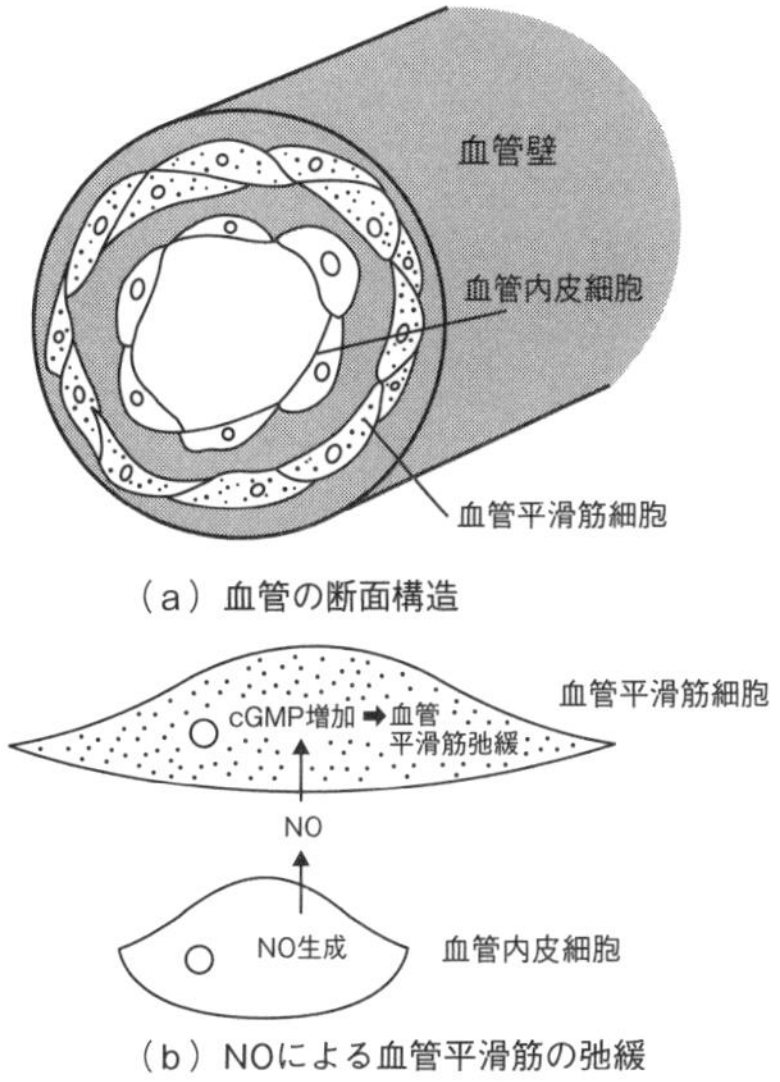

図16　血管の断面構造と一酸化窒素（NO）による血管平滑筋の弛緩メカニズム
(a) は血管の断面の構造を示す。血流が流れる腔に面して血管内皮細胞がある。血管平滑筋細胞は血管壁内にあって、血管の収縮と弛緩を調節する。
(b) は血管内皮細胞で生成されたNOが血管平滑筋細胞まで拡散していき、細胞内でサイクリックGMP（cGMP）を増加させると血管平滑筋の弛緩が生じることを示している。

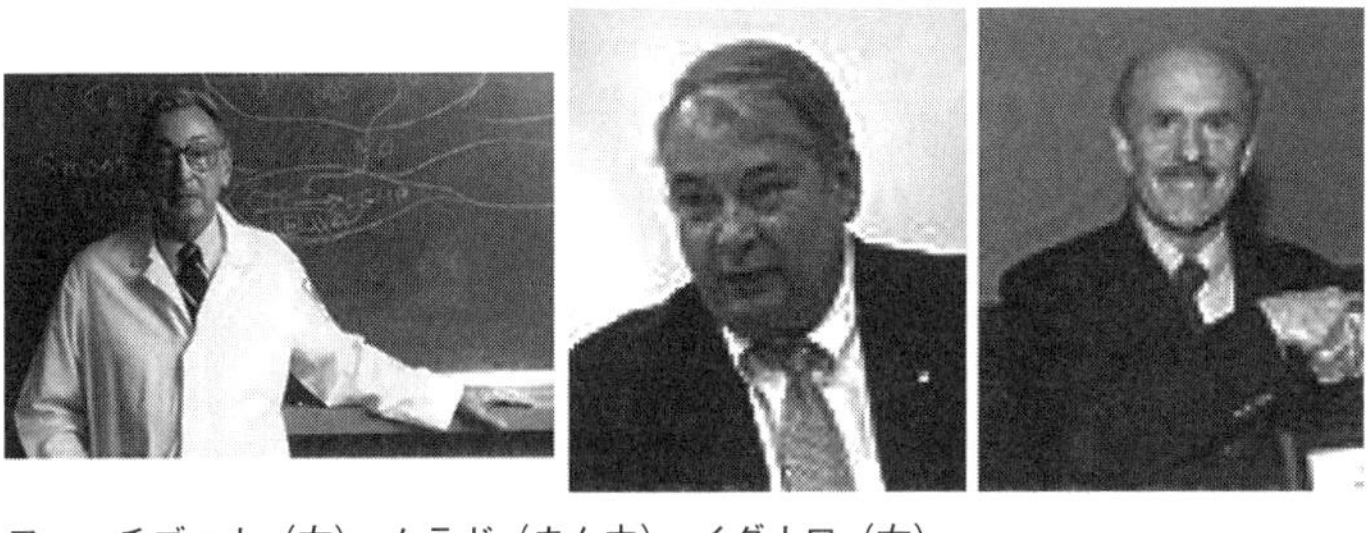

ファーチゴット（左）、ムラド（まん中）、イグナロ（右）

狭心症

狭心症という疾患の概念は英国の医師ウイリアム・ヘバーデンが今からおよそ二五〇年前の一七六八年に初めて報告しました。その中でヘバーデンは狭心症の特徴を次のように指摘しています。「寒い冬の日に北風に向かって歩いたり、階段や坂道を急いで登ったりするような時に、胸部の圧迫感や締め付けられるような痛みが数秒から十分間ほど起こり、立ち止まれば多くは一分程度で胸痛は消えてしまう特有な心臓病である。」

狭心症は、心臓自身に血液を送る冠動脈が動脈硬化やスパズム（れん縮）のために細くなり、充分な血液を送れなくなった結果生じます。心臓の筋肉は大量の酸素を必要としていますが、冠動脈が心筋に充分な血液を送れないと心筋での酸素不足が生じて胸の痛みの症状が出るのです。急いで階段を駆け上がるなどの運動によって心臓への負荷が高まると、心臓の酸素不足状態がより顕著になって狭心症の発作が出やすくなります。

ヘバーデンの時代には狭心症に対しては瀉血法を用いる以外は特段な治療法はないとされました。瀉血とは患者の血液の一部を体外に取り除くことをいいます。一〇〇ミリリットルほどの瀉血で狭心症の症状を改善する効果があったようです。しかし、瀉血法は貧血や衰弱などを生じ、体に良くないことが多かったため、やがて用いられなくなりました。

ニトログリセリンの発明

　まだ多くの人々がなすすべもなく狭心症の発作で苦しめられていた一八四七年に、イタリアの化学者アスカニオ・ソブレロが濃硝酸と濃硫酸の混合液を冷やし、その中に脱水したグリセリンを加えることによってニトログリセリンを初めて合成しました。

　ソブレロは狭心症の治療薬を作ろうとして研究をしていたわけではありません。ソブレロは爆薬の開発に興味があったようです。この新しい化合物ニトログリセリンは熱や衝撃に不安定で大変に爆発しやすい物質でした。ニトログリセリンは多くの人々に興味を持たれましたが、扱いが難しく爆発事故がよく起きました。ニトログリセリンの爆発事故により、結果として何人かの人が命を落としており、やがてソブレロ自身はニトログリセリンの研究から距離を置いてしまったようです。

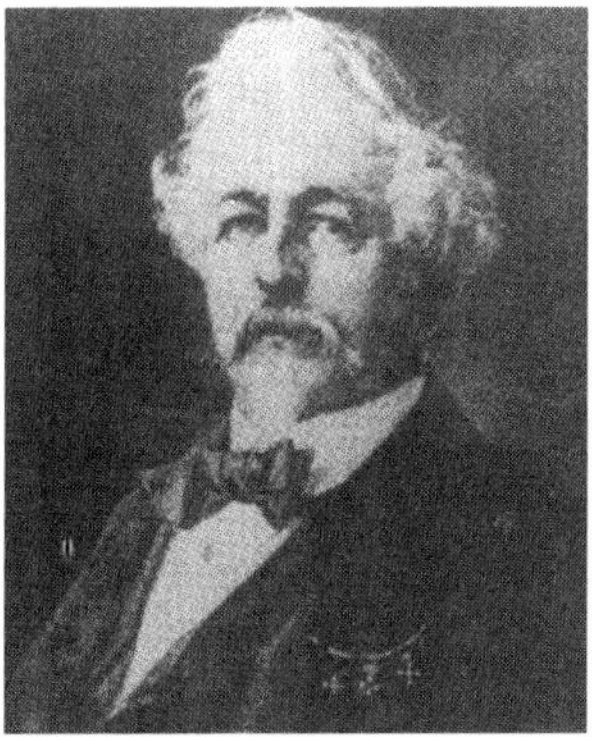
アスカニオ・ソブレロ
（吉田信弘・大西正夫著、『火薬が心臓を救う』より）

　ところで、ソブレロはニトログリセリンを初めて合成した時、ニトログリセリンを舌の上にのせて味見をしています。ニトログリセリンには芳香味がありましたが、しばらくするとこめかみがずきずきし、顔面が紅潮して、激しい頭痛が起こったそうです。ちなみに、顔が紅潮し、頭痛がおこったのはニトログリセリンで血管の拡張が起こったためでしたが、そのことはソブレロの時代では知る由もありませんでした。

ニトログリセリンと出会った二人

ダイナマイトを発明したスウェーデンの化学技術者アルフレッド・ノーベルはパリでソブレロと一緒の研究室にいたことがあり、ニトログリセリンの爆発性に注目していました。ニトログリセリンが発明されて約二〇年後の一八六六年にノーベルはそのままでは爆発しやすいニトログリセリンを珪藻土に浸みこませることで安定性の高い強力な爆薬、ダイナマイトを発明しました。

一方、ほぼ同時代に生きる英国の医師、ウイリアム・ミューレルは狭心症で苦しむ人を何とか救えないかと胸を痛めていました。彼は、ニトログリセリンを狭心症の治療に使うことを考えつきました。ミューレルがニトログリセリンを狭心症の治療に使うことを思いついた理由は、ニトログリセリンに血圧低下作用があるためでした。

彼は、狭心症の患者から胸部痛を取り去ることができる瀉血は血圧を下げることから、ニトログリセリンも有効ではないかと考えたのです。実際、ミューレルはニトログリセリンが狭心症の治療に有効なことを初めて観察し、一八七九年にランセットという論文に報告しました。

ニトログリセリンはこれ以降狭心症治療薬として現在まで主役の座を保っています。ところが、一酸化窒素の血管平滑筋弛緩作用が発見される一九八〇年代までの約一〇〇年間、ニトログリセリンがどうやって血圧を下げるのか、又、何故狭心症に効くのか解らないままに使われ続けることになります。

ニトログリセリンと一酸化窒素の出会い

筆者が学生時代に入手した一九七〇年出版のグッドマン・ギルマンの薬理学書（原書のタイトル：〝The Pharmacological Basis of Therapeutics〟）第四版では「硝酸化合物（ニトログリセリンなどの狭心症治療薬＝筆者注）の作用機序は不明である。亜硝酸イオンの血中レベルが高まることが関係しているようだ。」としか書かれていません。ところが、二〇一一年に出版された最新の第十二版には、「硝酸化合物は一酸化窒素を放出して作用する」とはっきり書かれています。

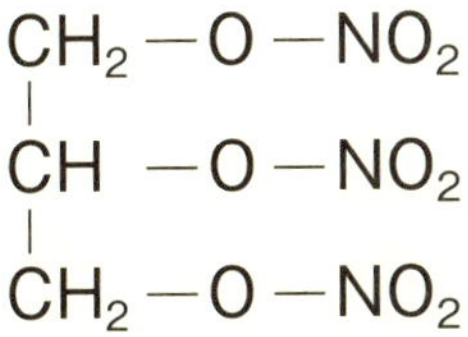

図17　ニトログリセリンの化学構造

現在理解されているニトログリセリンの狭心症治療薬としての作用機序は次のように考えられています。ニトログリセリンを服用すると、狭心症の患者の体内でその分子構造（図17）の中にあった一酸化窒素が放出されます。ニトログリセリンだけでなく亜硝酸アミル、硝酸イソソルビドといった狭心症治療薬は硝酸化合物と呼ばれ、共通してその化学構造の中に一酸化窒素を含有しているのです。この一酸化窒素が動脈や静脈の血管を拡張させるので血圧は低下し、心臓の負担が軽減されます。その結果、心臓の酸素消費量は少なくなるので狭心症の発作を改善するのです。

効くニトログリセリンと効かないニトログリセリン

ところでニトログリセリンはその服用の仕方で、狭心症に効いたり効かなかったりします。少し、話が横にそれますが、ニトログリセリンの面白い性質について述べておきます。

初めてニトログリセリンを狭心症の治療に臨床応用したミューレルは論文の中で、ニトログリセリンの人体に対する効果については研究者によりまちまちな見解があることを報告しました。

つまり、ある学者はアルコールに溶解したニトログリセリンの一パーセント溶液を二滴自分の舌に置いたところ、頚部が膨れるような感じや吐き気、意識もうろう状態などの異変を感じたと言っている一方で、別の学者は同じ濃度のニトログリセリン溶液を二〇〇滴近く飲んだが何の症状も出なかったことを報告しているというのです。

読者に思い起こしていただきたいのは、ニトログリセリンの発明者のソブレロもニトログリセリンを舌に置いたところ異変を感じています。ニトログリセリンは、それを舌に置いたときと、ゴクッと飲み込んだ時とで効きが違うのです。

ニトログリセリンの服用の仕方によって、この薬の体への効果が出たり出なかったりするのはどうしてでしょう？　それはニトログリセリンが肝臓で大変に分解されやすい性質を持っていることに関係しています。

肝臓での分解を避ける服用法

舌にニトログリセリンを置いた場合には、ニトログリセリンは舌や口の粘膜から吸収されてまず静脈血管の中に入り、静脈血の流れに乗って心臓に戻り、次いで心臓から動脈血に乗って全身に運ばれ薬の作用を発揮することになります（図18）。ところが、ニトログリセリンをゴクンと飲み込んで服用した場合はどうでしょう。この場合は、薬は消化管から吸収されるので、薬が最初に入る血管は門脈です。門脈は消化管から吸収された栄養物などを肝臓に運ぶための血管です。門脈によって肝臓に運ばれたニトログリセリンは、肝臓ですみやかに分解されてしまう（肝臓を一回通過する間に約九〇パーセントのニトログリセリンが分解される）ので、薬は全身に行き渡ることができず、効果は出なくなってしまいます。

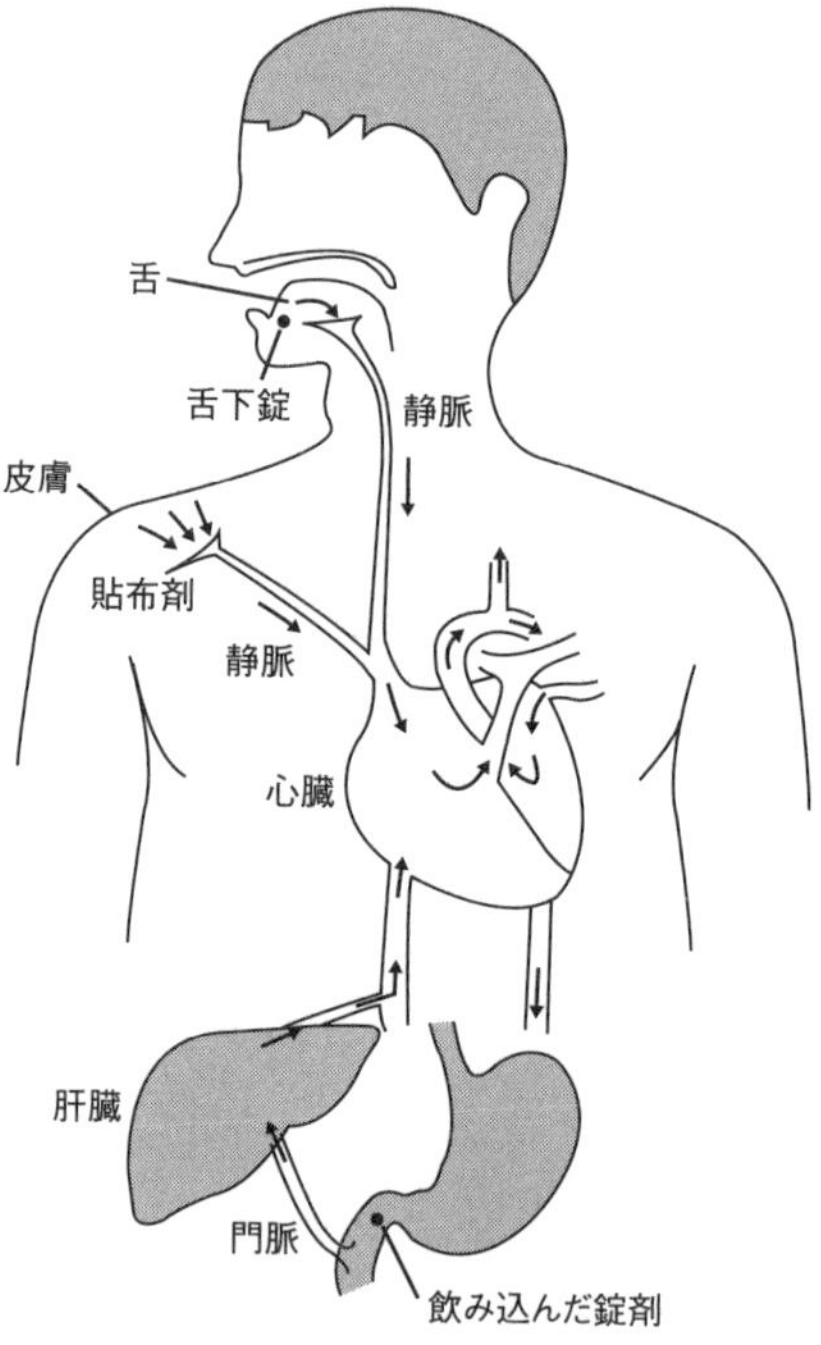

図18　ニトログリセリンの服用法と吸収
ニトログリセリンは飲み込んで服用すると、消化管から吸収され、門脈によって肝臓に運ばれ、肝臓で直ちに破壊されるので薬効がほとんど出ない。舌下錠や貼付剤で用いると、薬は粘膜や皮膚から吸収されて静脈血中に入り、心臓に戻ったあと全身に運ばれる。肝臓で直ちに破壊されることはないので薬効が出る。

　当時の研究者によってニトログリセリンの効果の判定に違いが生じたのは、ニトログリセリンの服用法の違い、つまり、ソブレロ方式で舌にのせるか、あるいは、ぐいっと飲み込むかによるものと思われます。

　現在では、硝酸化合物はいろいろな投与法で使えるようになっています。例えばニトログリセリン入りの軟膏を皮膚に塗布したり、ニトログリセリンを滲み込ませたテープを皮膚に貼り付けたりする方法があります。軟膏やテープではニトログリセリンは徐々に皮膚を通って体内に吸収されていくしくみになっており、ニトログリセリンは、静脈血中に入って心臓に行き、動脈血に乗って全身に運ばれることになります。この投与法ではニトログリセリンは吸収後に直ちに肝臓で失活してしまうことはありませんし、皮膚から徐々に体内に吸収されますから薬の効果が持続することになります。さらに近年は、肝臓では分解されにくい硝酸化合物が開発されており、これは経口投与しても持続した効果が可能です。

鍵はサイクリックGMPだった

ニトログリセリンのような硝酸化合物は一酸化窒素を放出し、その一酸化窒素が血管平滑筋細胞の中でサイクリックGMPの合成を増やして血管を拡張させるのですが、一方、サイクリックGMPの分解を抑制して血管を拡張させる薬もあります。男性の勃起不全に使われるシルデナフィル（バイアグラ）という薬があります。シルデナフィルはサイクリックGMPの分解を抑制する薬です。シルデナフィルは当初、新しい狭心症治療薬の候補として臨床研究が始められました。しかし、途中で方針が転換され、男性の勃起不全治療薬として一九九八年にアメリカで発売が始まった薬です。

メカニズムは少し違いますが、シルデナフィルは結果としてニトログリセリンと同じようにサイクリックGMPを増やして作用します。サイクリックGMPが増えるとペニスの海綿体の平滑筋が弛緩するので、海綿体の中に血液が流入して充満し勃起が起こります。

ただし、シルデナフィルはペニス以外の部位でも血管拡張作用があります。狭心症でニトログリセリンを服用している患者がシルデナフィルを同時に服用したために全身的に急激な血圧低下を起こし亡くなったケースがあります。サイクリックＧＭＰを増やす点では二つの薬は同じなので、二つを同時に使うことで思ってても見なかった強力な作用が出てしまったと考えられます。

薬の作用機序を正しく理解して患者さんに安心・安全に使ってもらうための情報提供、医師や薬剤師、看護師からの助言、指導が大切であることを思い知らされる出来事です。

私の一酸化窒素実験事始

今から二〇年以上も前のある日の研究室、私はわくわくしていました。その日は初めて一酸化窒素ガスを水に溶かし込んで水溶液を作り、実験に使うことにしていたのです。私は、その頃注目され始めていた一酸化窒素が、ラットの肝臓の細胞の代謝にどのような作用を及ぼすのかを調べようとしていました。

さて、いよいよ研究室で一酸化窒素の水溶液を作ろうとしてガスボンベの元栓を開けてみると、ボンベに接続したガス流出用のチューブの先からはなんと不気味な赤褐色の気体が出て来ているではありませんか。予備知識では一酸化窒素は無色透明なガスのはずでした。ガスボンベから出て来た一酸化窒素は空気中で直ちに酸素と反応し赤褐色の二酸化窒素に変わってしまったのです。

純粋な一酸化窒素を作用させるためには酸素の混入を避けねばならないということがわかり、実験条件を整えることの困難さを思い知った日となりました。

14．マスタード類

びらん性毒ガスが癌を治す

主なマスタード類の抗がん薬

薬剤名	
一般名	商品名
シクロホスファミド水和物	エンドキサン
イホスファミド	イホマイド
ブスルファン	マブリン、ブスルフェクス
ベンダムスチン塩酸塩	トレアキシン
メルファラン	アルケラン

びらん性毒ガスが骨髄障害を起こした

一九一五年、第一次世界大戦のさなか、ドイツ軍はイギリス・フランス連合軍との間でこう着状態が続いていた西部戦線、ベルギー・フランダース地方のイープル Ypres で、ついにマスタードガスを充填した毒ガス弾（図19）の使用に踏み切りました。

マスタードガスは化合物としては一八五九年にドイツで合成され、当初からその強力なびらん作用が知られていました。この化合物は揮発性であり、無色のガスになりますが、油性で水には溶けにくい性質がありました。揮発したガスはかすかに「からし（マスタード）」のような臭いがあるためにマスタードガスと呼ばれたのです。

マスタードガスには使用された場所のイープルにちなんでイペリット Yperit という名前も付いていますし、また、この毒ガスの保管ボンベには他の毒ガスとの区別のために黄色い十字のマークが付いていたことから「黄十字ガス yellow cross gass」というニックネームも付いています。

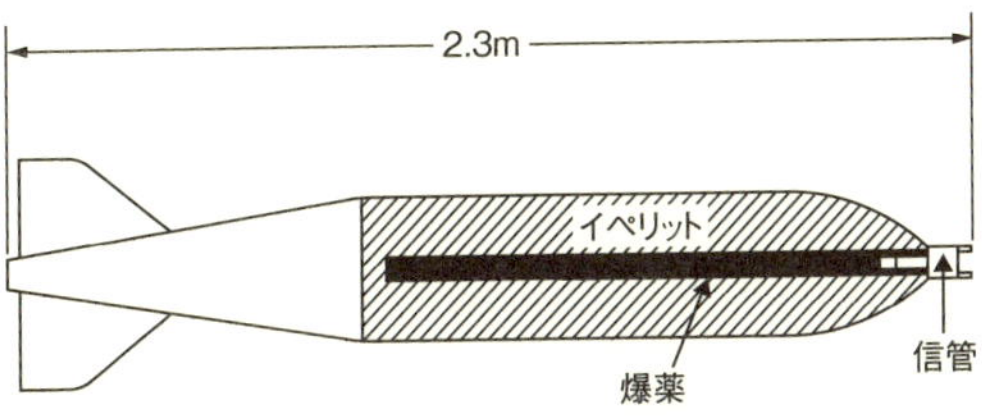

図19　イペリット爆弾
（Anthony T. Tu、身のまわりの毒より改変）

さて、第一次世界大戦終結直後の一九一九年に、アメリカ・ペンシルヴェニア大学のクランバールらは第一次世界大戦でマスタードガスを浴びた兵士五十五名の、負傷から死亡にいたる経過と剖検所見を記録し報告しています。それによりますと、イペリットに暴露された兵士は、顔面や目に火傷を負い、気道が侵されて咳や胸部痛、呼吸困難などの症状を伴って救護施設に搬入されますが、治療としては何もなすすべはなく、数日から数週間の経過で死亡していったとのことでした。

死後の剖検では、ほぼ全例に肺炎が確認されましたが、興味深いのは、同時に骨髄の障害が見られたことでした。クランバールらは、イペリットを浴びた兵士のほぼ全例に肺炎が発症した理由について、イペリットによる気道系へのびらん作用に加えて、強力な骨髄抑制作用があったことを重視しています。骨髄抑制の結果、血液中の白血球が減少したために感染への抵抗力が低下し肺炎が重症化したのです。

イペリットの人体への影響については、第一次世界大戦に続く第二次世界大戦でも再確認されることになります。第二次世界大戦さなかの一九四三年に、イタリア南部のバリという港に停泊していたアメリカの輸送船がドイツの爆撃機により撃沈されるという事件が起こりました。この輸送船はイペリットを満載していたために、爆撃で撒き散ったイペリットを輸送船の乗組員が浴びてしまったのです。六百人を超える乗組員に、皮膚の紅斑、水疱、そして血痰に加えて白血球数の著しい減少が生じました。

抗がん薬の種になったびらん性毒ガス

イペリットが骨髄を障害して血液中の白血球数を減少させてしまうことについては、特に米国の研究者によって大きな関心がもたれました。種々の動物を使ってイペリットの影響を見る実験も行なわれ、イペリットが生体に起こす反応は、エックス線照射をした時のものとよく似ていることがわかって来ました。

ちょうどその頃、イペリットに代わって新たなびらん性毒ガス、ナイトロジェンマスタードが開発されました。ナイトロジェンマスタードはイペリットと化学構造が似ていますが、イペリットに比べて水に溶けやすく、注射剤として使えることから、専ら医学研究にはこちらが使われることになって行きます。

マウスを使った動物実験で、ナイトロジェンマスタードにはリンパ肉腫を縮小させる強力な細胞毒性作用があることがわかり、ひょっとするとナイトロジェンマスタードが、悪性リンパ腫や白血病の治療に使えるのではないかという期待を浮び上がらせました。

米国のルイス・グッドマンらは悪性リンパ腫や白血病の患者六十七人へのナイトロジェンマスタードの使用を試み、はやくも一九四六年に、世界で初めて、ナイトロジェンマスタードが血液系のがんへの化学療法薬として有効であることを発表したのです。ただ、この治療では、患者の状態はいったんは改善したが、著しい骨髄抑制が起こり、薬の有効性は失われていったこともあわせて述べられています。

第二次世界大戦中は機密下に実施された研究でしたが、戦争が終わると情報も開示され、研究が一層進むことになりました。ナイトロジェンマスタードの基本構造をもとにして数多くの薬物が開発されていったのです。そしてこれら薬物の中から、現在使用される有用なマスタード類というグループの抗がん薬が世に出たのです。

ナイトロジェンマスタードはどのようにして抗がん作用を発揮するのか

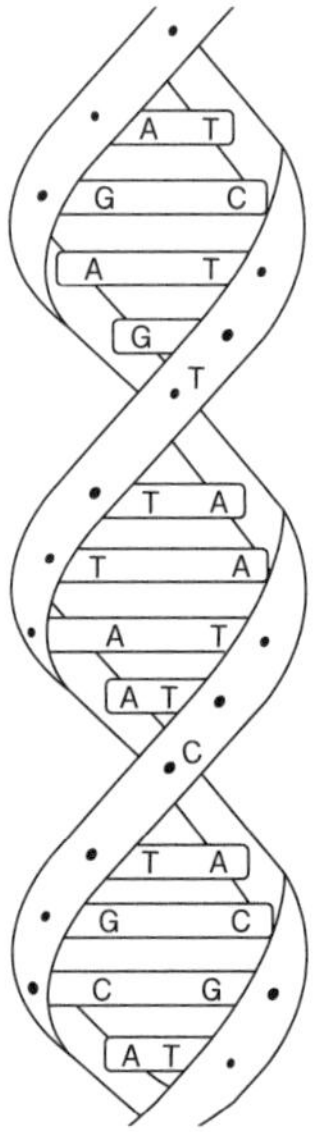

図20　DNAの二重らせん構造
DNAはアデニン（A）、チミン（T）、グアニン（G）、シトシン（C）いずれかの塩基を持つ。そして、二本鎖のDNAはAとT、GとCが対をつくるように並ぶ。

ナイトロジェンマスタードがどのようなメカニズムで抗がん作用を発揮するかについてはアメリカ陸軍の化学兵器研究チームによって明らかにされました。この研究チームには薬理学の教科書のバイブルとも言われる The Pharmacological Basis of Terapeutics を書いたアルフレッド・ギルマンがいました。

彼らはナイトロジェンマスタードは生体の核酸や蛋白質と大変に結合しやすい性質を持つことを明らかにしました。マスタード類の薬物が、例えばＤＮＡにどのように結合するかを簡単に説明しましょう。

ＤＮＡは図20の模式図に示すような二重らせん構造をしており、二本のＤＮＡ鎖がアデニンとチミン、グアニンとシトシンの対をつくっています。ナイトロジェンマスタードの化学構造には非常に反応性に富んだ二本の腕のような部分があり（図21ａ）、このそれぞれの腕はＤＮＡ分子内のグアニンと非常に結合しやすい性質を持っています（図21ｂ）。

ナイトロジェンマスタードがグアニンと結合することによって、ＤＮＡの遺伝情報の解読が不可能になったり、グアニン分子がＤＮＡから外れてしまっ

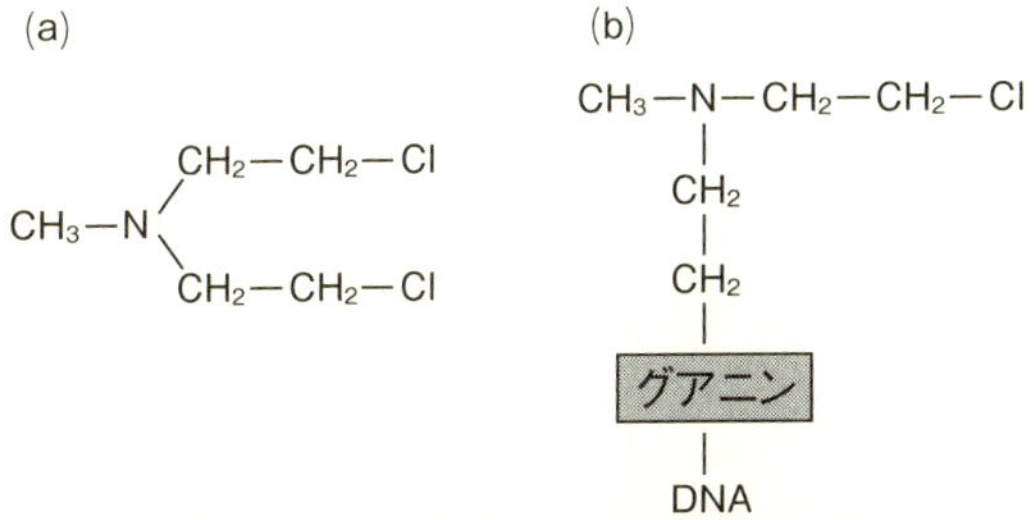

図21　ナイトロジェンマスタードのグアニンへの結合
(a)にナイトロジェンマスタードの化学構造を示す。構造中には反応性が高い二本の腕部分（-CH_2-CH_2-Cl）が存在する。(b)はナイトロジェンマスタードの一本の腕がDNA分子内のグアニンを結合した様子を示す。
ナイトロジェンマスタードには二本の腕があるのでDNAらせんの一ヶ所または二ヶ所のグアニンを結合できる。

たり、また、ＤＮＡの複製ができなくなってしまい、結局、がん細胞の分裂がストップしてしまいます。

　がん細胞の特徴は、正常な細胞に比べて、分裂増殖のスピードが速いことです。癌細胞の分裂をストップさせることはがん細胞にとって致命的な痛手になるのです。

副作用の少ない抗がん薬の開発

　私たちの体の中には、癌細胞ではないのにもかかわらず、細胞分裂の活発な場所があります。骨髄、毛嚢、皮膚や粘膜の上皮、生殖細胞などがそれです。ナイトロジェンマスタードはこれら細胞分裂の活発な正常細胞に対しても毒性を発揮するため、例えば、貧血や白血球減少症などの骨髄障害、そして脱毛や不妊症などといった副作用をどうしても生じやすいことになります。

　癌細胞にだけ毒性を発揮し、正常細胞では毒性を発揮しないような抗がん薬が副作用軽減の観点からも是非必要です。ナイトロジェンマスタードの仲間の薬でシクロホスファミドという薬があります。この薬は副作用の少ないマスタード類を目標として開発されました。

　シクロホスファミドは正常な細胞では酵素によって代謝され、無毒化されるように作ってあります。一方、癌細胞ではシクロホスファミドを代謝する酵素はなく、無毒化することができないため、シクロホスファミド分子はナイトロジェンマスタードに似た細胞毒性の強い物質へと変換され、抗がん作用を発揮するのです。

毒ガスについて文献を読んだり調べたりしていますと、人間の暗くおぞましい、残虐な部分を見てしまいます。しかし、一方、毒ガスが抗がん薬の開発にヒントを与えた歴史を見ると、人間のある意味逞しさ、したたかさのようなものを感じます。毒だから、非人道的だからといって、それに蓋をしてしまうのではなく、毒性がどのように発揮されるかという科学的研究からヒトの病気の治療に繋がるヒントが得られたのです。

骨髄の力

骨髄での赤血球の産生がいかに活発かについて具体的に考えて見ましょう。骨髄というのは骨のまん中の髄腔の部分のことですが、成人では血液細胞は特に胸骨、肋骨、椎骨などの骨髄で活発に作られています。

赤血球は血液一立方ミリメートル中におよそ五〇〇万個含まれています。赤血球の寿命は約百二〇日です。ですから、赤血球は毎日全個数の百二〇分の一ずつ壊れていきます。一立方ミリメートル中の赤血球について考えると、五〇〇万を百二〇で割った数、毎日四万二〇〇〇個ずつ壊れていきます。

しかし、毎日壊れていくけれども、赤血球の数が私たちの体の中でどんどん減っていってしまうことはありません。血液中の赤血球は一定の数がちゃんと保たれています。骨髄が血液一立方ミリメートル当たり、毎日四万二〇〇〇個づつの赤血球を供給しているからなのです。

いま、体重五〇キログラムの人を考えて見ますと、その人の全血液量は約四リットル（一立方ミリメートルの四〇〇万倍の体積）ですから、骨髄では毎日四万二〇〇〇個の四〇〇万倍、すなわち毎日一六八〇億個造られていることになります。このように、私たちの骨髄では物凄い回数の細胞分裂を行って赤血球を毎日毎日造っているのです。骨髄が如何に細胞分裂が活発かがお分かりいただけると思います。骨髄に限らず、毛嚢の細胞、皮膚細胞、生殖細胞も活発に細胞分裂しています。だから、抗がん薬には弱いのです。

・全体を通じての参考文献・図書

アンドリュー・シュヴァリエ（難波恒雄監訳）：世界薬用薬物百科事典
井上堯子：乱用薬物の化学、東京化学同人（2003）
浦部晶夫、島田和幸、川合眞一（編集）：今日の治療薬　解説と便覧 2013、南江堂（2013）
岡部進：楽しい薬理学―セレンディピティー―、南山堂（2001）
ジョン・マン（山崎幹夫訳）：殺人・呪術・医業―毒とくすりの文化史―、東京化学同人（1995）
高久史麿（監修）、堀正二、菅野健太郎、門脇孝、乾賢一、林昌洋（編集）治療薬ハンドブック　薬剤選択と処方のポイント2013、じほう（2013）
仁木一郎：薬の散歩道―薬理学入門―、メディカル・サイエンス・インターナショナル（2010）
ノーマン・テイラー（難波恒雄、難波洋子訳注）：世界を変えた薬用植物、創元社（1985）
山崎幹夫：薬の話、中公新書（1996）
山崎幹夫：歴史の中の化合物―くすりと医療の歩みをたどる―、東京化学同人（1996）
Anthony T. Tu：身のまわりの毒、東京化学同人（1994）
Anthony T. Tu：続　身のまわりの毒、東京化学同人（1993）
Brunton, L.L.: Goodman & Gilman's The Pharmacological Basis of Therapeutics (12th ed.), McGraw-Hill, New York（2011）
Goodman L.S. and Gilman A.: The Pharmacological Basis of Therapeutics (4th ed.), Macmillan（1970）

・各章ごとの参考文献

I. 植物に由来する薬たち

1. アスピリン―柳と遭遇したストーン師、そして親孝行のホフマン―

池田康夫：抗血小板療法としてのアスピリンの基礎、Prog. Med., 25, 355-358（2005）

古池達夫：アスピリンの歩み―誕生１００周年を記念して―、薬史学雑誌、33、1-8（１９９８）

Kranz, J.C., Jr. : Felix Hoffman and aspirin, Historical Medical Classics Involving New Drugs, The Williams & Wilkins Company, P37-41, Boltimore（1974）

Weissmann, G.: Aspirin, Scientific American, 58-64（1991）

2. モルヒネ―夢の神が教えた脳内モルヒネ様物質―

岡部進：エンケファリンの発見、薬局、59、１５０―１５４（２００８）

S・H・スナイダー（高木博司訳）：オピエート・レセプターと体内オピエート、別冊サイエンス、5、30―44（１９７７）

田所作太郎：薬物と行動―こころとくすりの作用―ソフトサイエンス社（１９８１）

Hughes J., et al., Identification of two related pentapeptides from the brain with potent opiate agonist activity, Nature,258, 577-579（1975）

Krantz J.C., Jr.: Frederick W.A. Serturner and morphine, Historical Medical Classics Involving New Drugs, The Williams & Wilkins Company, P7-10, Baltimore（1974）

3．カフェイン―羊飼いは見ていた、カフェインの力を―

栗原久：カフェインの科学―コーヒー、茶、チョコレートの薬理学作用―、学会出版センター（２００４）

Anthony T. Tu（井上尚英監修）：中毒学概論―毒の科学―、薬業時報社（１９９９）

4．コリンエステラーゼ阻害薬―治療薬への道、化学兵器への道―

村上春樹：アンダーグラウンド、講談社（１９９７）

5．ツボクラリン―竹筒の中の秘薬―

天木嘉清：矢毒（クラーレ）のアマゾンより手術室への遥かなる旅、慈恵医大誌、１１９、２２１-２２８（２００４）

天木嘉清：アマゾンからの贈り物　矢毒クラーレの旅、真興交易（株）医書出版部（２０１０）

菅井直介：Harold R. Griffith とクラーレの50年、麻酔、41、２００８―２０１３（１９９２）

Griffith H.R. and Johnson E.: The use of curare in general anesthesia, Anesthesiology, 3, 418-420（1942）

6．ジギタリス―ウイザリングと老女の出会い―

山川浩司：国際薬学史 ―東と西の医薬文明史―、南江堂（２０００）

Aronson J.K.: An account of the foxglove and its medical uses 1785-1985, Oxford University Press（1985）

Krantz J.C., Jr: William Withering and digitalis, Historical Medical Classics Involving New Drugs, The Williams & Wilkins Company, P1-6, Boltimore（1974）

Norbert Rietbrock N. and Woodcock B. G.: Two hundred years of foxglove therapy Digitalis purpurea 1785-1985, Trends in Pharmacological Sciences, 6, 267-269（1985）

Woodcock B.G. and Ingram E.: Digitalis purpurea and the Meddygon Myddfai, Trends in Pharmacological Sciences, 7,

178（1986）

7．抗甲状腺薬―キャベツをいっぱい食べたウサギが教えたこと―

岡部進：バセドウ病の治療薬の発見、薬局、59、163―167（2008）
Astwood E.B.: Chemotherapy of hyperthyroidism, Harvey Lect., 40, 195-235（1945）
Chesney A.M., et al.: Endemic goitre in rabbits I. Incidence and Characteristics, Bull. Johns Hopkins Hosp., 43, 261-277（1928）
Greep R.O. and Greer M.A.: Edwin Bennett Astwood 1909-1976, 1-41, National Academy of Sciences, Washington D.C.（1985）
Hercus C.E. and Purves, H.D.: Studies on endemic and experimental goitre, J. Hyg., Camb., 36, 182-203（1936）

Ⅱ．微生物の働きでできた薬たち

8．ワルファリン―腐ったスウィートクローバーから見つかった抗血栓薬―

齋藤英彦：抗凝固薬の歴史と展望、血栓止血誌、19、284-291（2008）
Link K.P.: The anticoagulant from spoiled sweet clover hay, Harvey Lect., 39, 162-216（1943-1944）
Roderick L.M.: The pathology of sweet clover disease in cattle, J. Am. Vet. Med. Ass. , 74, 314-326（1929）
Roderick L.M.: A problem in the coagulation of the blood "sweet clover disease of cattle", Am. J. Physiol., 96, 413-425（1931）
Schofield F.W.: Damaged sweet clover: The cause of a new disease in cattle simulating hemorrhagic septicemia and

blackleg, J. Am. Vet. Med. Ass., 64, 553-575（1924）
Schofield F.W.: A brief account of a disease in cattle simulating hemorrhagic septicaemia due to feeding sweet clover, Can. Vet. Rec., 3, 74-78（1922）

9．ボツリヌス毒素―ボツリヌス中毒を乗り越えて―

岩重博康：ボツリヌスＡ型毒素製剤 Oculinum の臨床応用、医学の歩み、１４９、６２６-６２９（１９８９）
小熊惠二ら：ボツリヌス中毒―歴史、現状とその問題点―、Modern Physician、31、７８３―７９２（２０１１）
道家直ら：からしれんこんによるボツリヌス中毒事件の概要、http://idsc.nih.go.jp/iasr/CD-ROM/records/05/05702.htm（1984）
目崎高弘：ボツリヌス療法、Brain Medical、22、80-85（２０１０）
Scott A.B.: Development of botulinum toxin therapy, Dermatol. Clin., 2, 131-133（2004）

10．デキストラン―スウェーデンの暖かな夏の日に―

高田明和、橋本仁、伊藤汎（監修）：砂糖百科、社団法人糖業協会　精糖工業会（２００７）
百瀬隆：Plasama expander について～主として、デキストラン、低分子デキストラン～、医療、21、18―24（１９６７）
Lundgren A.（高木俊夫・Clark J. 訳）：デキストラン物語―最良の代用血漿はどのように開発されたか―1、蛋白質　核酸　酵素、34、２３５-２４１（１９８９）
Lundgren A.（高木俊夫・Clark J. 訳）：デキストラン物語―最良の代用血漿はどのように開発されたか

―2、蛋白質　核酸　酵素、34、806-813（1989）
Lundgren A.（高木俊夫・Clark J.　訳）：デキストラン物語―最良の代用血漿はどのように開発されたか―3、蛋白質　核酸　酵素、34、903―911（1989）
Lundgren A.（高木俊夫・Clark J. 訳）：デキストラン物語―最良の代用血漿はどのように開発されたか―4、蛋白質　核酸　酵素、34、1315-1324（1989）

11. ペニシリンとスタチン―抗生物質の力―

遠藤章：自然からの贈り物―史上最大の新薬誕生―、メディカルレビュー社（2006）
遠藤章：新薬スタチンの発見―コレステロールに挑む―、岩波書店（2006）
Fleming A.: On the antibacterial action of cultures of a penicillium, with special reference to their use in the isolation of B. Influenzae. Br. J. Exp. Pathol., 10, 226-236（1929）
Florey H.W.: Penicillin: a survey, Br. Med. J. , 2, 169-171（1944）
Krantz　J.C. Jr.: Alexander Fleming and penicillin, Historical Medical Classics Involving New Drugs, The Williams & Wilkins Company, P83-93, Baltimore（1974）

12. ブロモクリプチン（麦角アルカロイド）―悲惨な麦角中毒が残した財産―

Krantz J.C., Jr.: Albert Hofman and LSD, Historical Medical Classics Involving New Drugs, The Williams & Wilkins Company, P103-111, Boltimore（1974）

Ⅲ. 爆薬、化学兵器に関連する薬たち

13. ニトログリセリン―"No, I don't know." とニトログリセリン―

吉田信弘・大西正夫：火薬が心臓を救う―ニトログリセリン不思議ものがたり―、ダイヤモンド社（１９９０）

Furchgott R.F. and Zawadzki J.V., The obligatory role of endothelial cells in the relaxation of arterial smooth muscle by acetylcholine, Nature, 288, 373-376（1980）

14．マスタード類―びらん性毒ガスが癌を治す―

宮田親平：毒ガスと科学者―化学兵器はいかに造られたか―、光人社（１９９１）

Gilman A., Major and Philips F.S.: The biological actions and therapeutic applications of the B-chloroethyl amines and sulfides, Science, 103, 409-415（1946）

Gilman A.: The initial clinical trial of nitrogen mustard, Am. J. Surg., 105, 574-578（1963）

Goodman L.S., et al., Nitrogen mustard therapy -Use of methyl-bis (beta-chloroethyl) amine hydrochloride and tris(beta-chloroethyl) amine hydrochloride for Hodgkin's disease, lymphosarcoma, leukemia and certain allied and miscellaneous disorders, J.A.M.A., 132, 126-132（1946）

Krumbhaar E.B. and Krumbhaar H.D: The blood and bone marrow in yellow cross gas (mustards gas) poisoning, J. Med. Res, 40, 497-507（1919）

あとがき

まずはこの本を読んでいただいた方々に心よりのお礼を申し上げます。

私はこの本のタイトルの副題に「驚きと意外　薬と人の出会いの物語」と書きました。この本を読んで下さった皆さんはどのようにお感じになりましたでしょうか。「驚きと意外」を楽しんでいただけましたでしょうか。「専門バカ」という言葉がありますが、私一人が勝手に面白がっているのではないことを願っています。

「物語」が文献やら著書によって語り継がれていく時には、その過程でストーリーにどうしても多少の修飾が加わり、内容が恣意的に変容していくものだと言われます。この本で取り上げた薬と人との出会いの物語については、その傾向を排すべく最大限の努力をしたつもりですが、抗しきれなかった面もあるかもしれません。私が気付かずに犯した間違いがあればご指摘いただければありがたいと思います。

この本の内容を推敲する過程で、近藤一直教授、一瀬千穂准教授をはじめとする藤田保健衛生大学医学部薬理学教室の同僚、そして、私の妻や娘、息子ら家族の皆が感想や意見を述べてくれました。このような貴重な指摘は、私を「専門バカ」に陥ることから救って信じています。心から感謝する次第です。また、難解な内容になりがちなこの本の出版企画を引き受けて下さり、読者諸氏に読みやすい本になるようにいろいろと配慮の行き届いたアドバイスをしていただいた風媒社の劉永昇氏に厚くお礼申し上げます。

平成二十六年文月

野村隆英

[著者略歴]
野村 隆英（のむら　たかひで）
1949年6月27日に、愛知県名古屋市に生まれる。
1975年　名古屋大学医学部卒業、同年医師国家試験合格
1978年　米国インディアナ大学医学部生化学教室（ロバート. A. ハリス教授）に研究員として留学（2年間）
1981年　名古屋大学大学院医学研究科博士課程修了、医学博士
1982年　名古屋大学医学部薬理学助手
1984年　名古屋保健衛生大学（現藤田保健衛生大学）医学部薬理学講師
1997年から藤田保健衛生大学医学部薬理学教授
2005年から2008年まで医学部長
2008年から2011年まで藤田保健衛生大学学長
その他、日本薬理学会評議員、日本生化学会評議員、愛知県立大学看護学部非常勤講師、日本医学歯学情報機構相談役を務める。
著書としてシンプル薬理学（南江堂、共著、編集）がある。

百年千年の薬たち　驚きと意外　薬と人の出会いの物語

2014年8月20日　第1刷発行　（定価はカバーに表示してあります）

著　者　　野村　隆英

発行者　　山口　章

発行所　名古屋市中区上前津 2-9-14　久野ビル
電話 052-331-0008　FAX052-331-0512
振替 00880-5-5616 http://www.fubaisha.com/
風媒社

乱丁・落丁本はお取り替えいたします。
＊印刷・製本／モリモト印刷
ISBN978-4-8331-5282-2